重症医学与院前急救

ZHONGZHENG YIXUE YU YUANQIAN JIJIU

■ 主编 马小芹 亢翠翠 韩宝金 谭 晓

U0311339

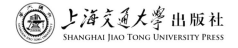

上海交通大学出版社

SHANGHAI JIAO TONG UNIVERSITY PRESS

内容提要

本书系统地总结了现阶段重症医学与院前急救的内容，并对急危重症诊疗中的难点问题进行了详细解析，介绍了疾病的病因、发病机制、临床表现、实验室检查、治疗及预后等内容。本书适合基层医院院前急救与重症医学的从业者及医学院校在读医学生参考使用。

图书在版编目（CIP）数据

重症医学与院前急救 / 马小芹等主编. --上海 ：
上海交通大学出版社，2022.9
ISBN 978-7-313-26440-4

Ⅰ．①重… Ⅱ．①马… Ⅲ．①险症－诊疗②急救
Ⅳ．①R459.7

中国版本图书馆CIP数据核字（2022）第160632号

重症医学与院前急救
ZHONGZHENG YIXUE YU YUANQIAN JIJIU

主　　编：马小芹　亢翠翠　韩宝金　谭　晓
出版发行：上海交通大学出版社　　　　　　　地　　址：上海市番禺路951号
邮政编码：200030　　　　　　　　　　　　　电　　话：021-64071208
印　　制：广东虎彩云印刷有限公司
开　　本：710mm×1000mm 1/16　　　　　　经　　销：全国新华书店
字　　数：226千字　　　　　　　　　　　　　印　　张：13
版　　次：2023年1月第1版　　　　　　　　　插　　页：2
书　　号：ISBN 978-7-313-26440-4　　　　　印　　次：2023年1月第1次印刷
定　　价：128.00元

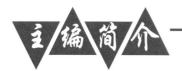

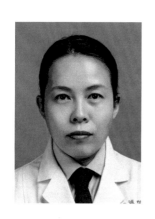

◎马小芹

　　副主任医师，毕业于华中科技大学临床医学专业。现就职于山东省郓城诚信医院重症医学科，兼任山东省心功能研究会第二届遗传与衰老预防保健专业委员。主攻重症医学，擅长各种危重病的救治。拥有科研成果2项，实用新型专利1项，参编著作3部。

前言
Foreword

急救医疗服务体系是由院前急救、院内急诊科救治及重症监护病房治疗三个部分组成,后两者又称为院内救治。院前急救与院内救治的无缝隙衔接工作是衡量一个国家的社会安全保障与应急救援的重要标志,也为患者赢得抢救时间提供了有利的条件。近年来,随着交通、建筑事故及突发意外事件、自然灾害事件的频繁发生,院前急救的人数也逐年升高,人们对于院前急救的服务需求也日益加大。因此,如何解决院前急救医疗服务体系存在的问题是我国急救医疗亟待解决的问题。

重症医学作为研究危及生命的疾病状态的发生、发展规律及其诊治方法的临床医学学科,是重症患者最大的安全保障,是现代医学的重要组成和具体体现,其救治能力也成为医院,乃至地区救治水平的重要标志。推动重症医学的全面发展,实现学科理念与国际接轨,提高院内救治的医疗水平,是未来重症医学的发展方向。

院前急救队伍建设和完善急危重症管理制度、改善院前急救与院内救治的无缝衔接,保障急救通道的高效与顺畅是临床急危重症从业者面临的巨大挑战。基于以上问题,我们邀请多位具有急危重症救治经验的专家、学者,共同编写了《重症医学与院前急救》一书,旨在为我国院前急救与危重症管理提供借鉴与参考。

本书系统地总结了现阶段重症医学与院前急救的内容,并对急危重症诊疗中的难点问题进行了详细解析。首先,本书对急救医学、危重病情判断和常用院前急救技术进行了简单介绍；随后，本书精选呼吸系统、循环系统、消化系统及内分泌系统等的常见急危重症，对疾病的病因、发病机制、临床表现、实验室检查、治疗及预后等内容进行了详细讲解。本书内容丰富、可操作性强，适合各级医院临床医师阅读使用，同时适合医学院校在读医学生了解临床发展动向。

由于急危重症医学发展迅速，危重疾病种类繁多，新的药物和新的技术不断涌现、监测技术不断创新，加之编者水平有限，本书内容存在的不足或错漏之处，恳请读者批评指正。

《重症医学与院前急救》编委会
2021 年 10 月

目录
Contents

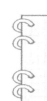

第一章 总 论

第一节 急救医学概念

一、急救医学的概念和特点

随着人类现代疾病谱越来越复杂,急救医学涵盖的内容越来越广,急救医学界也承载着越来越重的任务和责任。急救医学的特点是"急",其实质是指患者发病急、需求急,医务人员抢救处置急。目前,尤其重视发病后1小时内急救,即"生命黄金1小时"。急救医疗应包括院前急救、医院急诊科(室)和重症(强化)监护室(ICU)或冠心病监护室(CCU)三部分组成。具体地说,院前急救负责现场和途中救护,急诊科(室)和ICU及CCU负责院内救护。

二、急救医学的发展史与现状

在了解急救医学现状时,首先有必要将急诊医学、急救医学与急症的定义及相互关系予以理解和认识,以利于学科的发展。"急救"的含义表示抢救生命、改善病况和预防并发症时采取的急症医疗救护措施,而"急诊"则是紧急或急速地为急性病患者或伤病员诊查、察看和诊断他的病与伤及应急的处理。从英语角度看急救为 first-aid,急诊为 emergency call,而两者均可称为 emergency treatment。从广义来看,急诊医学作为一个新的专用名词,包含了更多的内容,特别是目前国际已广泛推行组织"急诊医疗体系",患者把院前急救、医院急诊科急救和各监护 ICU 3个部门有机联系起来,为了一个目的——让危重急症患者得到快捷而最有效的救治,提高抢救的成功率和危重患者生存的质量,降低病死率和致残率。因此,急诊医学包括了急救医学等几种专业。

急救医学的对象是危重急症,因此目前受到世界各国的普遍关注,在许多经济发达国家更为重视发展急救医学。据美国统计,在第一、第二次世界大战中伤死率分别高达 8.8% 和 4.5%,朝鲜战争为 2.5%。由于重视急救医学研究,发展了急救器材和运输工具,训练了一支快速反应、技术优良的急救队伍,使得越南战争中(1965-1971年)伤死率下降至 2% 以下。1972年,正式承认急救医学是医学领域中一门新学科,1973年,出版了专门的急救医学杂志——《急救医学月刊》。日本的急救中心还通过电子计算机及无线电通信与警察署、消防署、二级和三级医疗机构及中心血库等密切联系,英国有 140 多个专门的急症机构,全国统一呼救电话号码(999)。

20世纪50年代中期,我国大中城市开始建立急救站,重点是院外急救。于1980年颁布《加强城市急救工作》的文件;1983年又颁布了《城市医院急诊室(科)建立方案》,明确提出城市综合性医院要成立急诊科;1986年11月通过了《中华人民共和国急救医疗法》(草案第二稿)。20世纪90年代,等级医院评审中将急诊科列为重要评审指标。1987年成立了中华急诊医学分会,设有若干专业组,如院前急救组、危重病急救组、小儿急救组、创伤灾害组及急性中毒急救组等。全国还成立了中国中西医结合急救医学会,急诊、急救医学期刊不断出现,如《中国急救医学》《中国危重病急救杂志》《中国中西医结合急救杂志》《急诊医学》。

各医科院校相继设立了急诊医学临床课教学,急救医学专业著作、手册不断问世。国内急救模式不断出现,如上海、北京、广州及重庆各具有特色的急救模式,为人民健康作出了积极的贡献。

现阶段,各大医院的急诊科、急救科均由原来支援型向自主型转化。"120"已成为市民的"生命之星"。相信我国的急救医学必然能在不太长的时间内赶上国际先进水平。但是,目前我国的急救工作无论是管理水平、急救医疗服务体系,还是急救人员的专业化(一专多能)素质都还较薄弱。这些都有待我们去努力奋斗,加强急救医疗服务管理,积极探索抢救垂危生命的难点,如心肺脑复苏、多器官功能失常与衰竭的救治、急性中毒救治和群体伤的救治组织指挥等。

第二节 院前医疗急救专业概述

一、院前急救的特点

一是病种广泛而复杂。有关资料分析表明,院前急救以心脑血管急症和创伤患者为最多,春季以心脑血管疾病为多,冬季以呼吸道急症为多,交通事故的创伤以夜间为多,昏迷为院前急救常见急症;二是院前急救的现场情况复杂多变,都发生在工厂、机关、学校、山区、农村及家庭等;三是院前急救的时间无规律,危重急症的发生无时间规律,故担任院前急救的医务、勤杂人员应处于 24 小时坚守岗位的待命状态。

二、院前急救的原则

一是只救命不治病,它是处理疾病或创伤的急性阶段,而不是治疗疾病的全过程;二是处理成批伤病员时或在灾害性事故中,首先,要准确地做检伤分类,并按照患者的轻重缓急,给予相应的急救处理。

三、院前急救管理

(一)现场急救管理

现场急救是院前急救的首要环节,是整个急救医疗体系的第一关。其管理质量的高低直接影响着伤病员的生存率和致残率,主要工作内容如下。①维持呼吸系统功能:吸氧,清除口腔分泌物和吸痰,应用呼吸兴奋药和人工呼吸;②维持循环系统功能:包括高血压急症、急性心力衰竭、急性心肌梗死和各种休克的急救处理,危重的心律失常的急救处理,心脏骤停的心肺复苏术等;③维持中枢神经系统功能:心肺脑复苏的脑功能保护,脑血管急诊和颅脑外伤的脑水肿,降低颅内压,防止脑疝;④急性中毒的毒物清除和生命支持及对症处理;⑤多发创伤的止血、包扎、固定及搬运;⑥急救中的对症处理。如止痉、止痛、止吐、止喘及止血等。

(二)急救转运管理

院前急救应该重视合理的转运技术,急救转运管理要点如下。①搬运管理:搬运的常用工具是担架,要根据患者的病情使用合适的担架,搬运时得注意平稳,防止患者跌落,骨科患者应该固定后搬运,遇有颈、腰椎伤的患者必须 3 人以上同时搬运;②运输管理:危重伤病员经现场急救处理后,如何进行转运是院前急救成败的关键之一,要防颠簸、防窒息、防出血及防继发伤,加强监护及有效的对症处理。

四、急救中要注意的问题

(1)急诊工作比较复杂,条文规章不可能把千变万化的情况完全包括进去。因此,在急诊工作中,既要按制度办事,又要机动灵活。总之,要把一切有利于抢救患者作为根本原则,确保急救、急诊通道畅通。

(2)分清轻重缓急,做到急症急治。杜绝不急现象的发生。任何时候要把急、重、危患者的抢救放在首位,克服麻痹和懈怠思想,不得以任何理由延误抢救时机。

(3)切忌诊断与治疗脱节,坚持边检查,边抢救。对一般情况较差、生命指征不稳定的危重疑难患者,在诊断未明的情况下,应及时采取抗休克、补液、吸氧等应急对症处理措施,不能因消极等待实验室检查及检查报告而丧失抢救时机。

(4)估计病情要实事求是,留有余地。因为急救、急诊病情复杂、变化快,有时难以预料。所以在向患者或家属交代病情时,不能轻易下"没问题""没危险""不要紧""不会死"的结论,以免病情突变,家属毫无思想准备而出现不必要的误解和纠纷。

(5)重视患者和家属的主诉,切忌主观、武断、先入为主及自以为是。一般来说,患者的病情,本人和家属最清楚。因此,在诊疗过程中应该注意倾听患者和家属的陈述,及时前去查看,仔细检查病情的变化,决不能不耐烦甚至训斥患者和家属,要有爱心,要耐心、细心。

(6)不准在患者或家属面前讲病情和议论同行及外院诊疗失误的情况。疾病有一个发生、发展和演变的过程,疾病的治疗也有一个过程。对疾病的诊治,医务人员之间有不同意见也是正常的,但是在患者或家属面前讲,有时就会引起不必要的麻烦、误解,甚至纠纷。更不得为抬高自己而当着患者和家属的面指责同行和外院。

(7)从事急救、急诊工作的医护人员要认真学习,虚心求教,遇到不懂的问题,不会处理或处理没有把握时,一定要及时请示上级医师,切忌不懂装懂,以致误诊、误治及贻误病情,造成难以挽救的后果。

(8)当前各医疗单位要加强对配合急诊科(室)工作的相关科室(如挂号、收费、药房、检验、放射、特检等科室)的急诊意识的教育,为急诊患者提供快捷、优质的服务。各医疗单位都要制订这些相关科室的服务规范,对外公布,接受监督。

(9)遇有急诊患者携款不足或遭受突发灾害时,要做到"三先一后",即先检查、先诊断及先治疗抢救、后补办手续交纳钱款;当遇到急诊患者病情危重又无人陪护时,要派专人代办手续,及时诊断、治疗及抢救,对需要手术的患者,院负责人代为签字,敢于负责。

(10)稳定急救队伍,各级卫生部门和各医院的领导要关心爱护从事急救、急诊工作的医护员工。要提高待遇,帮助解决员工生活中的困难,解除后顾之忧,优先安排外出学习和进修。加强安全保卫工作,要有相应的防范措施,避免他们在从事急救、急诊时受到意外伤害。并对在急救、急诊工作中做出突出成绩的给予表彰和奖励。

第三节 危重病情判断及急救工作方法

一、急救的主要病种

(一)心跳、呼吸骤停

及时、正确和有效的现场心肺复苏是复苏成功的关键。进一步快捷有效的生命支持和后续救治可提高复苏成功率,减少死亡率和致残率。

(二)休克

休克患者的早期诊断,尤其是休克病因的早期确定是纠正休克的关键,及时有效地纠正休克可降低死亡率。

(三)多发创伤

及时发现多发创伤的致命伤,并进行有效的急救处理,可防止发生休克、感染和严重的并发症。

(四)心血管急症

心血管急症,如急性心肌梗死、急性心律失常、急性心功能不全及高血压危象等,若能及时诊断和有效地处理,对患者预后的改善十分重要。

(五)呼吸系统急症

呼吸系统急症,如哮喘持续状态、大咯血、成人呼吸窘迫综合征、气胸是急救中必须充分认识和正确处理的。

(六)神经系统急症

脑血管意外是急救中死亡率最高的危象急症。在急救的早期及时认识脑水肿并给予及时有效的处理是降低死亡率的关键之一。

（七）消化系统急症

消化道大出血、急性腹痛,尤其是出血坏死性胰腺炎和以腹痛为主诉的青年女性宫外孕破裂出血等,诊治要及时。

（八）内分泌急症

内分泌急症,如糖尿病、酮性酸中毒、各种危象等,要及时救治,尤其是糖尿病患者的低血糖须警惕。

（九）昏迷

昏迷是一个需多科参加鉴别诊断的危象急症,要重视急性中毒、脑血管急症所致昏迷的快速诊断与救治。

二、急救处理原则

急救医学是一门综合性学科,处处存在灵活性,需要急诊医师在病情危急、环境又差的条件下进行处理。应根据实际病情进行去伪存真的分析,施行最有效的急救处理,其原则如下。

（一）首先,判断患者是否有危及生命的情况

急救学,强调预测和识别危及生命的情况,不重于确定诊断,而重于注意其潜在的病理生理学改变,以及疾病动态发展的后果,考虑如何预防"不良后果"的发生及应对对策。

（二）立即稳定危及生命的情况

对危及生命的情况,必须立即进行直接干预和处理,以使病情稳定,对预期可能会演变为危及生命的情况也必须予以干预。急救学十分重视严密监测危重病的病情变化,并随时采取有效的急救处理。

（三）优先处理患者

当前最为严重的急救问题是强调时效观念,更强调首先处理危及生命的最为严重的情况。

（四）去伪存真,全面分析

急救时,急诊医师应从危重患者的主诉、阳性及阴性体征和辅助检查结果中,找出产生危重病证的主要矛盾,但切记不应被假的现象和检查的误差所迷惑,头脑应清醒,要进行全面分析。

（五）选择辅助检查

要有针对性和时限性。

(六)估计病情

估计病情要实事求是,向患者或家属交代病情时应留有余地。

(七)急救工作应与其他科室医师充分合作

急救中加强科与科、医师与医师之间的合作,有关问题进行必要的紧急会诊,有利于解决急救中的疑难问题。

(八)重视急救中的医疗护理文书工作

急救的医疗、护理文书具有法律效力。因此,记录时间要准确,内容要实事求是。

(九)急救工作中加强请示报告

急救工作涉及面广,政策性强,社会舆论对此比较敏感,加强急救工作请示报告可避免失误,并且有利于急救管理。

三、危重患者抢救制度

(1)对危重伤病员的急救,必须分工明确,紧密配合,积极救治,严密观察,详细记录。抢救结束还要认真总结经验。

(2)建立健全的抢救组织,大批伤员的抢救,由院领导主持,医务部(处)组织实施。如超出本院的救治能力,应由院医疗值班人员立即与有关卫生部门或兄弟单位联系,共同开展抢救工作。

(3)各科内危重伤病员的抢救,由科主任、正(副)主任医师或主治医师组织实施。急诊当班医师接诊危重伤病员抢救时,应积极主动、及时有效地采用急救措施。有困难时及时向院医疗值班和科主任报告,同时迅速请相关科室会诊。

(4)对危重患者应先行抢救,后办理手续。

(5)各科室的急救室或监护室的药品、器材应定位放置,专人保管,定期检查,经常保持完好状态。

(6)急救室或监护室内应有常见急危重病的抢救预案,医护人员应熟练掌握常用抢救技术和仪器的使用。

(7)遇到院外抢救,要确切弄清情况(时间、地点、单位、伤病情况和人数等),立即报告院领导或医务部(处),由医院迅速组织力量,尽快赶到现场抢救。对重大灾害事故的医疗救援,应立即报告上级卫生行政部门。

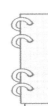

第二章 常用院前急救技术

第一节 心肺复苏术

心肺复苏术（cardiopulmonary resuscitation，CPR）是针对心脏骤停患者实施的一种以维持呼吸、循环功能为目的的一种最基本的人工救治操作方法，也是每一名医护人员必须掌握的常规操作技术。无论何种原因所致的心脏骤停，处理原则基本相同。首要任务就是尽快建立有效通气与有效循环，保证重要脏器及早恢复血供与氧供。根据心脏骤停发生的病因不同、地点不同、抢救环境与设备的不同，抢救的程序和方案可依现场具体情况灵活掌握。

一、心脏骤停

心脏骤停亦称心搏骤停，是指各种原因所致的心脏突然停止搏动，有效泵血功能消失，造成全身循环中断，呼吸停止和意识丧失，引起全身严重缺血、缺氧，是临床常见的急症。若不及时有效地抢救，机体各器官组织（尤其是脑、心、肾等）将发生一系列不可逆性的病理改变，最终导致死亡。一般认为，人的心搏暂停3秒钟可发生晕眩，暂停5秒钟可发生晕厥，超过10秒钟则发生抽搐和阿-斯综合征，若心脏骤停5分钟以上，则可导致脑组织不可逆性损伤。

（一）心脏骤停的原因

1.心源性心脏骤停

常见原因有冠心病、先天性冠状动脉畸形、心肌病、心肌炎、心脏瓣膜病、先天性心脏病、电生理异常、血管性疾病、急性心包压塞、左心房黏液瘤、克山病、脂肪心、高血压性心脏病及马方综合征。其中最常见的是冠心病中的急性心肌梗死。

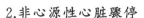

2.非心源性心脏骤停

常见原因有严重电解质紊乱及酸碱平衡紊乱(如严重高血钾、严重低血钾、严重低血镁等),药物中毒及过敏[如抗心律失常药(奎尼丁、普鲁卡因)、强心苷、青霉素及血清制品等],电击、雷击或溺水,麻醉及手术意外。

(二)心脏骤停的心电图类型

根据心脏活动情况,心脏骤停可表现为心室颤动、心脏停搏及心电-机械分离等心电图类型。各种心电图虽在心电和心脏活动方面各有其特点,但共同的结果是心脏丧失有效收缩和排血功能,使血液循环停止而引起相同的临床表现。

1.心室颤动

简称室颤。心室肌发生极不规则的快速而又不协调的颤动,心电图表现为QRS波消失,代之以大小不等、形态各异的颤动波,频率为 $200\sim400$ 次/分。

2.心脏停搏

又称心室静止。心房、心室肌完全失去电活动能力,心电图上房室均无激动波可见,呈一直线或偶见 P 波。

3.心电-机械分离

心电图可呈缓慢($20\sim30$ 次/分)、矮小、宽大畸形的心室自主心律,但无心输出量。

(三)心脏骤停的临床表现与诊断

心脏骤停的诊断,主要依据以下症状或体征。

(1)意识突然丧失,伴或不伴抽搐。

(2)呼吸呈叹息样或停止。

(3)心搏及大动脉搏动消失,血压测不出。

(4)瞳孔散大,对光反射消失。

在所有临床表现中,最可靠而出现较早的临床征象是意识丧失伴大动脉搏动消失。大动脉搏动通常以颈动脉或股动脉为代表,一般触摸时间不要超过10秒,切勿依靠听诊器反复听诊或因寻找检测仪器而延误抢救。

其他表现如瞳孔散大虽是重要体征,但由于有其他因素可影响它的舒缩(如吞服大量有机磷杀虫剂等),因此不应单纯依靠瞳孔大小来作为诊断的唯一依据。一般来说,意识丧失和大动脉搏动消失 2 个征象同时存在,心脏骤停的诊断即可诊断,应立即进行抢救。

二、初级心肺复苏

一般,在医院外或无现代化医疗设备的现场抢救可按目前国际通用的 ABCD 方案进行,CPR 中的 A、B、C、D 分别代表开放呼吸道(airway,A)、人工呼吸(breathing,B)、建立人工循环(circulation,C)和药物治疗(drug,D)。医院外急救以尽可能恢复心搏和呼吸为主要目标,切莫急于转送医院而贻误抢救时机;对于发生在医院内的心脏、呼吸骤停,在急救设施完备的情况下,则应按初级复苏(基本生命支持)、二期复苏(进一步的生命支持)、后期复苏(延续生命支持程序)给予正规化救治。复苏过程中的此三个阶段是依临床救治处理技术不同而人为划定的,三个阶段无论从复苏理论还是技术操作上都是密不可分、相互交叉的。以下着重阐述初级心肺复苏的操作要点。

初级心肺复苏是心脏骤停现场急救的最初抢救形式和最基本的常规操作技术,包括判断技能和支持/干预技术。目的是尽快对被抢救者的重要器官供血、供氧,延长机体耐受死亡的时间,争取创造进一步生命支持的机会。美国心脏协会在国际权威杂志《循环》上颁布的最新心肺复苏与心血管急救指南指出:强烈建议普通施救者仅做胸外按压的 CPR,弱化人工呼吸的作用,对普通目击者要求对 A—B—C 改变为 C—A—B,强调胸外心脏按压的重要性。

(一)呼救

无论在医院内或医院外,当发现患者无明显原因、诱因突然发生意识丧失伴抽搐,或可判定为心脏停止跳动时应立即呼救,以取得他人或同事的帮助。特别是在医院外及无抢救条件的基层诊所,应首先求助急救医疗服务体系(emergency medical service system,EMSS),尽快呼叫急救医护人员到场协助救治(国内统一电话:"120")。

(二)摆放合适的体位

心脏骤停患者无论当时处于何种姿态或体位,都应迅速摆放为头、颈与躯干在同一个轴面的仰卧位,双臂自然置于躯干两侧以符合复苏操作的基本需要。对位于软垫床上的患者应在背部衬垫硬木平板,其他情况下则应使其仰卧于平坦的地面上。对头颈部发生创伤或怀疑有损伤的患者在摆放体位时,应将头、肩、躯干作为整体同步翻转,并且只有在绝对必要时才进行移动。

(三)徒手胸外心脏按压术

徒手胸外心脏按压术为心脏骤停后建立人工血液循环的重要方法,既适合医院内,又适合医院外,是心脏复苏抢救的基本方法。

1.基本操作法

急救者双手手指交叉(或伸直)重叠,以一手掌根(多用左手)放于被抢救者胸骨中下1/3处,确保手掌根部长轴与胸骨长轴一致,两肘关节伸直,上肢呈一直线,双肩正对双手,借助肩部及上半身力量垂直向下按压;要保证手掌根部的全部力量压在胸骨上,每次按压的方向必须与胸骨垂直(图2-1)。为达到有效的按压,可根据体形大小增加或减少按压幅度,当胸骨下陷超过5 cm时,即突然放松压力,但手掌根部不离开胸壁,双手位置保持固定。一般按压频率应不少于100次/分,按压与放松间隔时间各占50%,按压间断时间不应超过5秒。

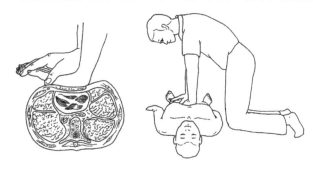

图 2-1　胸外心脏按压的手法及姿势

2.徒手胸外心脏按压操作中常见的问题

(1)定位不准:固定于胸骨的掌根部定位不准确,易随按压移动出现错位,其结果是向下错位可使剑突受压,如果发生折断可以造成肝损伤或破裂;向上错位达不到建立有效循环效果;向两侧错位易发生肋骨或肋软骨骨折,引起血胸或气胸。

(2)姿势不准:抢救按压操作时术者手指同时贴于被抢救者的胸廓上、肘部弯曲或按压用力方向未与胸骨垂直,易导致无效操作甚至引起骨折。

(3)用力不准:按压用力呈冲击式,使得操作既无效果,又容易造成骨折。

(4)方法不准:按压放松时,手掌根亦随之提起,容易造成按压部位移位;或每次按压后放松压力未能完全解除,胸骨没有恢复到按压前的位置,胸廓不能充分松弛从而影响血液回流;或按压速度不匀称,时快时慢,也影响操作效果。

(5)频率不准:在实际CPR操作中,若按压频率达不到100次/分,可能影响脑及冠状动脉灌注压。

因此,平时需强化操作训练,达到规定的基本要求。

3.胸外心脏按压并发症

(1)骨折:肋骨、胸骨、脊柱骨折及连枷胸。

(2)脏器撕裂:如肺、肝、腹部其他脏器,以及心脏撕裂或破裂。

(3)栓塞:肺或脑脂肪栓塞。

(4)其他:气胸、血胸。

4.胸外心脏按压禁忌证

(1)胸部严重挤压伤或多发性肋骨骨折。

(2)大面积肺栓塞。

(3)张力性气胸。

(四)开放气道

心脏骤停后由于患者意识丧失,会厌部肌肉松弛常致舌后坠或呼吸道分泌物、呕吐物及异物等阻塞气道,不能保证有效通气。即使有微弱自主呼吸者,也会由于吸气时气道内呈负压将舌、会厌或两者同时吸附到咽后壁造成气道阻塞。因此,开放气道是心肺复苏的先决条件。

首先要清除患者口中的异物或呕吐物,用指套或指缠纱布清除口腔中的液体分泌物;清除固体异物时,应以一手向下按压患者下颌使其被动张口,用另一手示指抠出异物。如果患者戴有义齿应取下,以防脱落阻塞气道。必要时,可采用气管插管、口咽通气道、环甲膜穿刺术或气管切开等手段,以保证气道的通畅。现场徒手处理的主要方法见本章第二节相关内容。

(五)人工通气

人为使含氧气体被动进入患者或被抢救者肺泡的通气措施称为人工通气。依抢救现场条件不同,可采用口对口、口对鼻人工呼吸、口对面罩呼吸或呼吸机通气等方法。

1.简易口对口或口对鼻人工通气

(1)口对口人工通气:确认呼吸道通畅后,术者用一手托起被抢救者下颌,另一只手的拇、示指捏住双侧鼻孔;先自行深吸气后,用口唇严密包盖被抢救者口部,再用适当的力量缓慢吹气;每次吹气应持续 2 秒以上,以可见被抢救者胸廓出现抬举动作为准(700～1 000 mL 气体),详见图 2-2。吹气结束后,术者迅速将口唇移开,同时放松被抢救者的鼻孔以利于被动吐气。无论实施单人或双人CPR 按压/通气比例均为 30∶2;如抢救者只是实施人工呼吸而不行 CPR 操作,通气频率应为 10～12 次/分。通常进行 5 个完整的 C—A—B 后需重新评估患者的生命状态,如已恢复呼吸、心跳,应停止心肺复苏,如仍未恢复应继续进行抢救。

(2)口对鼻人工通气:术者将一只手置于患者前额后推,同时用另一只手将被抢救者颏部上推,使上、下唇闭拢;深吸气后,以唇盖住被抢救者鼻孔,向鼻孔内吹气;呼气状态时将手放开,让被抢救者吸入的气体被动排出。此种方法适用于口周外伤或张口困难等情况。

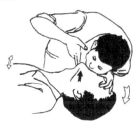

图 2-2　口对口人工呼吸

2.口对面罩呼吸

用透明有单向阀门或有氧气接口的面罩,向患者肺内吹入气体或同时经氧气接口供给氧气。优点是闭合性好,通气效果好。

3.判定人工通气的有效标志

(1)随被动人工呼吸运动可见胸廓规律有效起伏。

(2)听到或感知被抢救者气道有气流呼出。

(3)人为吹入气体时可感到被抢救者气道阻力规律性升高。

(4)发绀状态缓解。

(六)心肺复苏有效的指标

(1)能触及大动脉搏动或收缩压>8.0 kPa(60 mmHg)。

(2)口唇、指甲床及皮肤颜色由发绀转为红润。

(3)扩大的瞳孔逐渐回缩或出现睫毛反射。

(4)呼吸状态改善或出现自主呼吸。

(5)昏迷逐渐变浅或出现挣扎。

(七)终止心肺复苏操作的指标

(1)被抢救者自主呼吸及心搏已经恢复。

(2)复苏操作已达30分钟以上而患者仍呈深度昏迷,且自主呼吸、心跳一直未能恢复。

(3)心电图示波一直呈现直线。

三、复苏后处理

复苏后处理是指在初步 CPR 基本生命支持基础上,迅速采用必要的辅助设备及特殊技术来巩固、维持有效通气和血液循环的救治过程。在此过程中主要是通过心电监测及时识别致命性心律失常,通过电击除颤术或临时心脏起搏术,以及有针对性地使用各种抢救药物等多种措施将初级 CPR 恢复的自主循环改善为有效循环。使用不同手段或氧供,必要时以机械通气来维持或替代自主呼吸。

(一)快速给氧

心脏骤停或 CPR 操作时,由于心排血量降低、动脉与静脉间血氧浓度差下降、外周血氧释放障碍等因素均可导致组织与重要器官缺氧。因此,及时纠正缺氧是复苏过程中最重要的环节之一,只要抢救现场有氧气装置,就应迅速、及时向被抢救者提供氧气。在复苏早期可通过各种便捷的手段或方法毫不迟疑地给予纯氧通气。高氧分压可以增加动脉血中氧的溶解度,进一步增加对机体的氧输送(心排血量×血氧浓度)。对已恢复自主呼吸者可将纯氧逐渐降为高浓度(40%~60%)氧气,待基本生命体征稳定后再逐渐降低给氧浓度。有条件者可根据血气分析结果或 pH 监测结果调整氧输送。

(二)应用辅助设备开放气道及维持供氧

1.S 形口咽导气管

由口咽导气管、口盖及口外通气管三部分组成。首先将口咽导气管的弯臂凹向上(即反向),从口唇间侧面插入,当术者自觉感到导气管的顶端抵达软腭后方时,翻转口咽导气管 180°夹角(即正向),舌及舌根部即可被压于弯臂之下,从而有效防止舌后坠。同时,救护者可用口对 S 形导气管行人工通气,吹气时要首先被动关闭患者口鼻。

2.气管插管、气管切开术

详见本章第二节相关内容。

3.手控呼吸囊

手控呼吸囊是一种球囊-瓣式人工压力通气装置,由球囊与阀瓣组成,可与面罩、气管导管以及气道的其他通气装置连接,最常使用的方法是与面罩组合。在急救中使用球囊面罩组合方式可提供正压通气。一般球囊充气容量为 1 000~1 600 mL,足以使肺充分膨胀,并且通过球囊后部导管可与供氧装置连接。操作人员须位于患者头侧,将头部适当抬高,缓慢、均匀挤压球囊以供气,每次挤压时间一般不少于 2 秒。

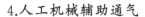

4.人工机械辅助通气

机械辅助通气是一种辅助或替代肺通气的治疗方法。在心肺复苏救治中其作用是可以替代肺的通气功能,迅速改善机体氧供状态,提高复苏成功率。以往复苏抢救由于机械通气普及率低使其应用受到限制。近年来,随着国民经济的发展及人们对急诊急救要求日趋增高,呼吸机等辅助抢救设备在临床越来越普及,从而使心肺复苏从原始性人工技术操作实现了向现代复苏技术的转变。

(三)电除颤

60%～80%的心脏骤停是由心室颤动引起,及早除颤是决定患者能否存活的关键。在心室颤动发生1分钟内除颤成功率最高,每延迟1分钟病死率会增加7%～10%,故有条件者应在5分钟内完成除颤。成人胸外电除颤时应将已涂好导电膏或用盐水浸湿纱布包裹的电极板一端放在患者右胸侧锁骨下方,另一端放在左胸侧乳头内侧。电极板应与胸壁紧密接触,放电时术者及辅助人员应将身体离开病床。首次能量为200 J,若未成功第2次除颤能量可增至300 J,仍未成功的应立即进行第3次除颤,电量应设置为360 J。由于高能除颤心肌损伤较大,目前已有低能双向波除颤仪应用于临床,而且效果优于单向波除颤。开胸电除颤的能量应从5 J开始,最大不得超过50 J。现在国外在机场、大型超市等公共场所的醒目处常放置自动体外除颤器(AED)。其特点是能对心律失常进行自动分析和除颤,操作简便,非医务人员经短时间训练也能独立完成操作。

(四)复苏给药途径与药物治疗

1.用药目的

提高心脏按压效果,激发心脏复跳,增强心肌收缩力;提高周围血管阻力,增加心肌血流灌注量和脑血流量;纠正酸中毒或电解质紊乱;降低除颤阈值,为除颤创造条件,防止心室颤动复发。

2.给药途径

可有中心静脉给药、外周静脉给药、心腔注射给药、气管内给药及经骨髓腔给药等多种方式。

3.常用药物

(1)肾上腺素:为肾上腺能α受体和β受体的兴奋剂,对2种受体几乎具有相同程度的作用。肾上腺素可以加速心率,中等程度地加强心肌收缩,并增强周围血管阻力。心脏骤停后,肾上腺素是第一个经静脉注射(或稀释后,由气管内注入)的药物。它有助于增加心肌和脑组织的血流量,并可以改变细室性颤动为粗室性颤动,有利于电除颤。无论是室性颤动、心室停搏或心电-机械分离,均适用。剂量:0.1%肾上腺素0.5~1.0 mg,静脉注射;如已行气管插管,可用10 mL等渗盐液稀释后经气管注入。5分钟后,可以重复。

(2)阿托品:为M胆碱受体阻断剂,用于心室停搏。它可以通过解除迷走神经张力作用,加速窦房率和改善房室传导。剂量:静脉滴注1.0 mg,5分钟后可重复应用。亦可经气管注入。应注意的是,如心搏已恢复,心率又较快,不宜用阿托品,特别是急性心肌梗死的患者。因加速心率,可以加重心肌缺血,扩大梗死面积。

(3)利多卡因:为人工合成酰胺类局部麻醉药,后发现其有起效迅速且较安全的抗心律失常的作用,尤其是急性心肌梗死并发多发性室性期前收缩时的首选药,也是用于处理室性颤动的第一线药物。剂量:利多卡因1~2 mg/kg体重,静脉注射,速度不宜超过50 mg/min,也可由气管给药。紧接着可以静脉滴注维持,防止心室颤动复发,滴速为2~4 mg/min。如室性期前收缩持续,可以每10分钟加注0.5 mg/kg的利多卡因。

(4)碳酸氢钠:早期认为心搏骤停时因为严重酸中毒可以降低心肌收缩力、减低儿茶酚胺的生理效应,所以心肺复苏时应常规使用碳酸氢钠以纠正酸中毒。然而近年来人们认为心脏骤停早期酸中毒的主要原因是低血流灌注和二氧化碳潴留,因此通过调整通气量即可纠正。同时据临床资料统计证实,碳酸氢钠并没有增加复苏的成功率。此外,它使氧合血红蛋白曲线左移,抑制氧的释出,而增多的CO_2却可自由进入心肌细胞和脑细胞,影响其功能的恢复。如果因使用剂量过大,还可引起碱中毒,增加复苏的困难,同时使所给儿茶酚胺类药物灭活。但如经过CPR、电除颤等以后,血气分析发现有严重的代谢性酸中毒,此时可考虑用适量的碳酸氢钠,以纠正因乳酸积聚所致的酸中毒。剂量:1.0 mmol/kg(如为8.4%碳酸氢钠溶液,1 mmol=1 mL,如为5%的溶液,1 mL=0.6 mmol),静脉滴注。

第二节　紧急开放气道

畅通呼吸道的方法主要有手法开放气道、咽插管、气管插管术、气管切开术和环甲膜穿刺术等,临床上,可根据病情和条件选择合适的技术应用。

一、手法开放气道

(一)开放气道的手法

患者意识丧失(loss of consciousness,LOC)并且无呼吸时,应紧急采用开放气道的"三步手法",即头后仰－托下颌－开口。头后仰可使约25%的患者气道开放,若再使下颌前移,并使口腔适当张开,则可进一步使阻塞的气道开放。

1.头后仰

首先将患者置于去枕仰卧位,头不可高于胸部,与躯干呈水平位,解开衣领,松开裤带,双上肢放置于身体两侧。急救者立于患者右侧,一手小鱼际侧置于患者前额用力向后压,使其头部后仰。

2.托下颌

急救者的另一手的示指和中指置于其靠近颏部的下颌骨的下方,托起患者下颌,将颏部向前抬起,使下颌尖、耳垂的连线与地面垂直(即仰面-举颏法)。下颏前移可使其前颈部结构伸展,从而抬举舌根,并使之离开被压迫的咽喉后壁。

3.开口

急救者立于患者头顶侧,两肘置于患者背部同一水平面上,双手的2～5指自耳垂前将患者下颌骨的升支用力先使下颌向前移,然后向上托起(即托下颌法),使下颌的牙齿移至上颌牙齿的前方,并以两拇指使下唇下拉,使口腔通畅。这样,能有效地抬举舌根组织,解除气道的机械性梗阻。

(二)开放气道的方法

1.仰面-抬颈法

患者去枕平卧,急救者位于患者一侧,一手以小鱼际侧置于患者前额并用力向后推,另一手从其颈部下方伸入并托住颈后部,使患者头部向后仰,颈部向上抬起。此法禁用于头、颈椎损伤的患者(图2-3)。

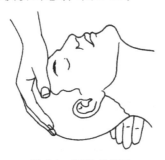

图2-3 仰面-抬颈法

2.仰面-举颏法

此法是临床最常使用的手法,如患者无颈椎损伤,可首选此法,而且便于之后做口对口人工呼吸。患者去枕仰卧位,急救者位于患者一侧,一手置患者前额向后加压,使其头部后仰,另一手的(除拇指外)4个手指置于靠近颏部的下颌骨的下方,将颏部上举抬起,使牙关紧闭(图2-4)。

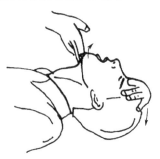

图2-4 仰面-举颏法

3.托下颌法

急救者位于患者头顶侧,两肘置于患者背部同一水平面上,用双手抓住患者两侧下颌角向上牵拉,使下颏向前、头后仰,同时两拇指可将下唇下拉,使口腔通畅。急救时,单纯托下颌并使头略微后仰是颈椎损伤患者开放气道的良好手法,可以避免加重脊髓损伤,但不便于口对口人工呼吸(图2-5)。

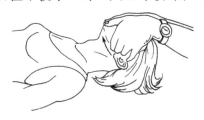

图2-5 托下颌法

(三)注意事项

1.严格掌握适应证

进行"三步手法"操作时,当使患者头后仰,张口托起下颌还不能解除气道梗阻时,应考虑上呼吸道有异物存在。此时,需及时使患者张口,并用手法或吸引器清除异物;如果患者仍有反应或正处于抽搐时,则不可使用手指清除异物。

2.颈椎损伤

对疑有颈椎损伤的患者,可先用托下颌法,若仍未成功开放气道,再使用仰面-举颏法,因为过度头后仰也会加重脊髓损伤。绝对禁忌头部前屈或旋转,整体搬动或翻转时保持患者头、颈和躯干在同一轴线上,以防止颈部扭曲,进一步加重颈椎损伤。

3.方法正确

仰面-举颏法时,注意勿压迫颈前部的颏下软组织,以免压迫气管。托下颌时,急救者的第2～5指应着力于患者下颌角的升支,不要握住下颌角的水平支,否则反会使口关闭,影响开放气道,还应防止用力过度,以免引起下颌关节脱位。

4.有效指征

若患者呼吸道异物解除并恢复自主呼吸,这时气流通畅,鼾声消失。对呼吸停止的患者,下颌托起后,就能有效开放气道施行口对口或面罩加压人工呼吸。

二、咽插管术

施行手法开放气道虽能有效地使气道开放,但急救者常难以坚持长时间的持续操作。为此,临床上常借助于口咽或鼻咽通气导管进行咽插管,以抵住舌根和舌体,使其前移,离开被压迫的咽后壁,从而解除梗阻,能较方便而持久地维持呼吸道通畅。

(一)鼻咽导管

鼻咽导管是柔软的橡胶或塑料制品,也可用质地柔软、粗细合适的短气管导管代替。临床使用前在导管表面涂以润滑剂,取与腭板平行的方向插入,直至感到越过鼻咽腔的转角处,再向前推进至气流最通畅处,并用胶布固定。

鼻咽导管的优点是可以在患者牙关紧闭或下颌强硬时插入咽腔,患者可带管达2个月。患者在临界昏迷状态时也易于耐受鼻咽导管。鼻咽导管易引起鼻咽组织损伤和鼻出血,插管时动作要正确,轻柔,切忌粗暴操作。必要时,插管前可先用麻黄碱液滴鼻,能收缩鼻腔黏膜血管,减少鼻出血。鼻咽导管较细,吸痰困难,应注意导管的选择和充分润滑。

(二)口咽导管

口咽通气导管容易插入,简便、迅速和损伤小,急诊插管选用较多,并能提供较为宽阔的气道,广为临床应用。患者牙关紧闭和开口困难不宜使用,且保留时间不能太长,一般不超过72小时。若导管选择不当或操作有误,导管头可将舌背推至咽腔而加重气道阻塞。插口咽通气导管时也应注意避免损坏牙齿,有义齿应取下,不要将两唇夹于导管和门齿之间,以免损伤造成出血。

插口咽导管时先使患者张口,然后将湿润的导管送入口内,沿舌上方反向

(导管的凸面朝向患者下颌)下插。当导管插入全长的 1/2 时,将导管旋转 180°夹角(即为正向),并向前继续推进至合适位置。也可用一压舌板下压舌体,然后再将导管沿其上方滑入咽腔。确认口咽导管位置适宜,气流通畅后,用胶布将其妥善固定。

(三)S 形口咽吹气管

S 形口咽吹气管又称急救口咽吹气管,是一种口对口通气导管。这种导管两端开口相反,由口咽导气管、口盖及口外通气导管三部分组成。其使用如同放置普通口咽导管的方法,将口咽导气管的弯壁凹向上(即反向),从口唇间侧插入。当导气管的顶端抵达软腭后方时,将口咽导气管翻转 180°夹角(即为正向)。操作者可以一手捏鼻,另一手捏闭口唇周围,以防漏气;或以双手拇指的鱼际隆起部夹闭鼻孔,双手拇指尖及示指封闭口周,其余各指托下颌骨的上行支,向导管口外通气导管吹气,进行口对口人工呼吸。

(四)注意事项

1.严格掌握适应证

咽插管仅可用于昏迷患者,气道反射完好者,强行插入鼻咽或口咽通气导管容易诱发喉痉挛或恶心、呕吐和呛咳。

2.体位

咽插管时也需使头后仰,否则当头颈部松弛时,导管末端可部分退缩,舌根部组织仍能后移压于管端和喉开口之间,而起不到开放气道的作用。

3.导管选择

选用刺激性小和大小合适的通气导管,妥善固定,防止导管滑出或扭曲。插口咽导管时,导管选择不当或操作有误,导管头可将舌背推至咽腔而加重气道阻塞。

三、气管插管术

气管插管是将一特制的气管导管,经口腔或鼻腔从声门置入气管的急救和麻醉技术,是快速建立通畅稳定的人工气道,进行有效通气的最佳方法之一,是所有急救措施的首要步骤。其作用有:①开放气道,确保了控制通气的进行和潮气量的给入,即完成了气管开放和通气 2 个最关键的步骤;②减少无效腔和降低呼吸道阻力,保证肺通气和肺换气,使患者获得最佳肺泡通气和供氧;③提供了呼吸道雾化、气管内给药和加压给氧的途径;④有利于直接进行气管内吸引,减少胃内容物、唾液、血液及呼吸道分泌物等误吸的可能;⑤可与简易呼吸囊、麻醉机或人工呼吸机相连接进行机械辅助呼吸,便于呼吸道管理;⑥使胸外按压能不间断地进行。因此,每个从事急救工作的医护人员均应熟练地掌握此项技术,有条件时应尽早行气管插管,而每个担负急救任务的单位和场所,如救护站、急诊室、ICU、麻醉科、各种病房及院外的各种现场急救等,均应备好气管内插管的设备,以备急用。

(一)适应证

1.心搏骤停

患者自主呼吸和心跳突然停止,无法有效使用简易呼吸囊,需急症建立人工气道进行心肺脑复苏者。

2.呼吸衰竭

严重呼吸衰竭和急性呼吸窘迫综合征(acute respiratory distress syndrome,ARDS),不能满足机体通气和氧供的需要而需人工加压给氧和机械辅助通气者。

3.上呼吸道阻塞

患者昏迷,神志不清,不能自主清除上呼吸道分泌物,胃内容物反流,或气道出血,随时有误吸可能者,需经气管内吸引者。

4.上呼吸道损伤

存在上呼吸道损伤、狭窄、阻塞和气管食管瘘等,影响正常通气者。

5.手术需要

手术时建立人气道进行全身气管内麻醉或静脉复合麻醉的各种手术患者;颌面部和颈部等部位大手术,呼吸道难以保持通畅者。

6.其他

新生儿严重窒息地复苏。婴幼儿气管切开前需行气管插管定位者。

(二)禁忌证

1.咽喉部急性症状和疾病

如急性喉炎、喉头水肿、喉头黏膜下血肿、脓肿、插管创伤引起的严重出血及咽喉部肿瘤、烧灼伤或异物残留者。此类患者在面罩给氧下,应行气管切开较安全。

2.主动脉瘤

胸主动脉瘤压迫或侵蚀气管壁者,插管可导致主动脉瘤破裂。

3.下呼吸道梗阻

下呼吸道分泌物潴留所致呼吸困难,分泌物难以从插管内清除,应行气管切开。

4.其他

颈椎骨折和脱位者;具有严重出血倾向者。

(三)操作程序

1.评估患者

对患者进行细致、全面及综合的评估。

(1)全身情况:评估患者年龄、病情和麻醉药物过敏史,特别注意呼吸频率和节律。

(2)局部情况:评估患者有无松动的牙齿和活动性义齿,口、鼻腔黏膜有无溃疡和破损,呼吸道有无异常,颈部的活动度。

(3)心理状态:清醒的患者行气管插管时,评估患者有无紧张和恐惧等心理反应及对气管内插管的态度。

(4)健康知识:清醒的患者行气管插管时,评估患者对疾病及气管内插管的相关知识的了解情况和合作程度。

2.操作准备

(1)操作者准备:衣帽整洁,洗手,戴口罩。熟悉呼吸道的生理解剖结构及气管内插管的操作方法。

(2)患者准备:患者及家属了解气管插管的目的、方法、注意事项、配合要点及并发症,以消除不必要的顾虑。签订气管插管的知情同意书,愿意接受和配合。取下义齿,建立静脉通道,在有条件的情况下连接监护仪,以便随时观察病情。

(3)用物准备:喉镜、气管导管、导管芯、导管润滑剂、听诊器、牙垫、开口器、导管固定带或胶布、吸引器、吸痰用物、简易呼吸囊、呼吸机、10 mL注射器、插管弯钳、局麻药、咽部麻醉喷雾器、吸氧和通气设备。急救药物,必要时准备护目镜,防护围裙。

喉镜:分为直接和间接2种,目前常用的是间接喉镜。间接喉镜由手柄和镜片组成。其镜片一般有直形和弯形2种。临床大多使用的是弯形镜片,在从气管内插管伸入口腔咽喉部进行暴露声门时,不必挑起会厌,对咽喉组织刺激小,从而减少对迷走神经的刺激,操作方便,易于显露声门和便于气管插管,广为临床应用;但在婴幼儿及会厌长而大或会厌过于宽而短的成人,使用直形喉镜片则便于直接挑起会厌而暴露声门,在少数用弯喉镜片难以显露声门的病例常可显示其优点。若声门无法充分地暴露,易导致插管失败或出现较多并发症(图2-6)。

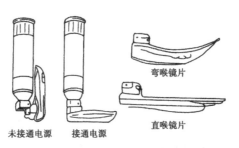

弯喉镜片

直喉镜片

未接通电源 接通电源

图 2-6 临床用喉镜

使用前,旋开喉镜手柄底座,装入两节 2 号电池,旋紧底座,左手持手柄,右手拿起镜片,将镜片的卡槽卡在手柄的卡槽上时,结合后的喉镜呈折叠状态。检查光源,左手拿起喉镜,右手持镜片使其外展 90°夹角,呈备用状态。此时,镜片上的聚光灯泡会发光(如灯泡不亮,予以检查和更换),检查完毕后仍使喉镜处于折叠的备用状态。在急症插管盒内,应备齐大、中、小号的直喉镜片和弯喉镜片及各型光纤喉镜等,以供不同病例选用。

气管导管:插管时应备齐各种型号的专用气管导管,供婴幼儿、儿童和成年人选用。患者选用的型号取决于气管内径的大小(表 2-1)。一般 6 岁以下儿童选用无套囊气管导管,以免导管内径过小而增加通气阻力。大龄儿童和成年患者均宜使用带套囊的导管。实践证明,橡胶导管虽耐用,但对喉和气管刺激性大,比较僵硬,易产生局部组织损伤和近、远期并发症,现在临床上已较少使用;硅胶氯乙烯导管质地坚韧有弹性,易弯曲但不易压缩、折断。目前,一次性的气管导管已在临床推广使用。

表 2-1 各年龄段使用的气管导管型号

年龄	型号(导管的内径数值)/mm	经口腔插管深度(距门齿的距离)/cm
早产儿	2.5	8
新生儿	3.0	9
6 个月	3.5	10
1 岁	4.0~4.5	12
2 岁	4.5	13
4 岁	5.0	14
6 岁	5.5	15~16
8 岁	6.0	16~17
10 岁	6.5	17~18
12 岁	7.0	18~20

年龄	型号(导管的内径数值)/mm	经口腔插管深度(距门齿的距离)/cm
成年女性	7.0～7.5	22
成年男性	7.5～8.0	22～24

导管上有长度(cm)标志。成人经口腔插管深度(距门齿)一般为 20～26 cm,经鼻插管深度(距外鼻孔)一般比经口插管长 2～3 cm。

导管型号 5.5 以上的一般前端都带有气囊。套囊充气后能有效地阻止漏气和口咽腔分泌物流至下呼吸道,而且也可以减少导管对气管黏膜的直接摩擦损伤。目前,临床已开始采用大容量低压气管导管套囊,因原有高压型套囊更易对气管黏膜的血液循环造成障碍,导致局部缺血和坏死等并发症。套囊内压保持在 0.245～0.345 kPa(25～35 mmH$_2$O),＜0.245 kPa(25 mmH$_2$O)不能起到防止误吸的作用,＞0.417 kPa(45 mmH$_2$O)则易导致管壁黏膜缺血。使用前需检查导管气囊,并对套囊做充气和放气试验,向内注气 5 mL 左右至气囊膨胀。若此时导管位于气囊中间即可。

导管管芯:导管芯为细金属条,长度适当,以插入导管后其远端距离导管开口 0.5 cm 为宜,可使软质的气管导管弯成所期望的弧度,一般情况下可以不用。但在某些少见病例,例如短颈、声门的解剖位置偏前或张口受限而无法明视声门的患者,可将导管芯插入导管内,并将前段弯成鱼钩状,经试探后将导管顺利送入声门,以提高插管的成功率。此外,在已置入气管导管的患者需行插胃管时,也常借助插管钳和咽喉镜操作。

(4)环境准备:室内温度和相对湿度适宜,环境安静、整洁,光线充足。

3.操作步骤

(1)经口明视气管插管术:是临床应用最确切、最常用和最广泛的一种气管内插管方法。通常在行急症气管内插管时,经口插管是首选方法(表 2-2)。其操作成功的关键在于使用喉镜暴露声门。对于心搏、呼吸骤停后深昏迷的急症患者,只要条件具备应立即行此方法气管内插管,但不易被清醒患者接受,且躁动者可能咬闭导管,引起窒息、口腔内出血、喉部骨折、声门或会厌水肿的患者也不宜使用此法。通常,于直视下使用喉镜进行经口气管插管。准备和检查插管所需的设备,选择合适的气管内导管并准备相邻规格的导管各一根。如估计声门暴露有困难者,可在导管内插入导管芯,并将导管前端弯成鱼钩状。

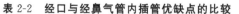

表 2-2　经口与经鼻气管内插管优缺点的比较

	经口插管	经鼻插管
优点	易于插入,适用于急救和手术麻醉时使用,管腔大,便于吸痰,气道阻力大	不通过咽后部三角区,不刺激吞咽反射,患者易于接受,可在清醒状态下进行,留置时间较长,一般 7～14 天,最多可达 2 个月,易于固定,不易脱出,便于口腔护理
缺点	容易移位和脱出,不易耐受,不宜长时间使用,一般留置 3～7 天;不便于口腔护理,可引起牙龈和口腔出血	管腔较小,吸痰不方便,不易迅速插入,不宜用于急救,易发生鼻出血和鼻骨折,可并发鼻窦炎和中耳炎等

麻醉:清醒患者可在适量镇静及催眠药的状态下,施行完善的表面麻醉后插管;也可在全麻药和肌肉松弛药的快速诱导下,患者神志消失、呼吸道松弛后插管,此时插管较容易,无痛苦,但失去了维持气道的张力,有发生误吸的可能。

吸氧:插管前患者用带密封面罩的简易呼吸囊,加压给氧或吸 100% 的纯氧至少 3 分钟。因为氧进入肺泡置换出氮气,使肺的功能残气量中储备更多的氧气,可提高氧分压,防止插管过程中缺氧,导致呼吸和心搏骤停。

患者体位:患者取仰卧位,枕部垫枕,抬高头部 8～10 cm,头伸展后仰,颈部弯曲,使口、咽、喉三轴线尽量重叠呈一直线,以充分显露声门。以左手持喉镜沿右侧口角置入口腔将舌体推向左侧,并沿正中线缓慢轻柔通过悬雍垂,至舌根见会厌。如用弯喉镜片,则直接用喉镜片挑起会厌暴露声门。

操作者站位:操作术者立于患者的头顶部。如抢救患者,应拉开床头。

开口:右手拇指和示指分开患者的上下唇(或以右手示指和中指将下颌托起,用拇指自右侧口角将口腔分开固定),示指抵住上门齿,以两手为开口器,使嘴张开。

喉镜置入:打开喉镜,左手持喉镜手柄,左手将带照明的喉镜呈直角自口角右侧舌面插入,将舌体推向左侧,并缓缓向下推进,见到悬雍垂(此为暴露声门的第 1 个标志)后,镜片移向中线,顺舌背的弯度再稍前进,看到会厌的边缘(此为暴露声门的第 2 个标志)。

暴露声门:看到会厌后,如用直喉镜可直接显露声门。如用弯喉镜,必须将镜片深入至会厌与舌根交界深处,左手慢慢地向前向上用力,一般上提 45°角,才能使会厌翘起,即可暴露声门裂。通过上提喉镜,可看到声门呈白色,透过声门可见呈暗黑色的气管通道,其下方是食管黏膜,呈鲜红色并关闭。

插入导管:右手持已润滑过消毒凡士林的气管导管从右侧送入口咽部,尖端斜口段对准声门裂。紧贴喉镜的镜叶,在患者的吸气末(声门打开时),将导管轻轻插入。在将导管插深 1 cm 或导管气囊过声门后,先拔出导管芯,再将导管沿弧形弯度旋转继续进入气管并缓慢送至预定的深度,边插入边观察导管上的刻度(详见表 2-1)。成人插入声门下 4～5 cm,小儿 2～3 cm 后,在气管导管旁,立即放置牙垫或口咽通气管,以防患者咬导管或气道阻塞。此时,喉镜即可退出。注意并记录在门齿上的导管标记的厘米数,使急救者了解导管插入的深度,防止插入过深进入气管分支。

判断导管位置:检查证实导管在气管内,而非在食管内。如患者呼吸已停止,可用嘴对着导管吹入空气或用简易呼吸囊挤压,观察双侧胸廓对称起伏,同时用听诊器先听诊胃部,如有气过水声,说明导管误入食管,应立即退出,进行预充氧(用简易呼吸囊连接 100％氧通气 30 秒)后再次插管;再听诊双肺,有清晰的肺泡呼吸音,并且双侧肺部呼吸音对称、相等,说明气管导管位置适当;若一侧呼吸音强,而另一侧呼吸音减弱或消失,说明插入过深,应拔出导管少许,再次听诊确认,直至两侧呼吸音对称。如使用心电监护仪时,显示氧饱和度数值良好,也有助于判定导管的位置。

妥善固定:导管插入并确定无误后方可固定。放入牙垫,退出镜片,折叠后放入器械盘内,摆正患者体位,将胶布剪成"工"字形,两条横臂的一条将气管导管和牙垫固定在一起;另一条粘在上唇和两颊部。

囊套充气:一般用注射器给气囊充气 3～5 mL,压力大小可以通过挤压注气导管尾端的小气囊判断,以使气囊恰好封闭气道为准。

吸痰:将吸痰管插入气管导管内,清除呼吸道内分泌物。

连接呼吸机辅助呼吸:插管成功后,将呼吸机和气管导管连接,给予机械通气,进一步行呼吸支持。

证实插管位置:患者的通气和供氧得到保障后,通知放射科进行床边拍摄 X 线胸片,确定插管位置是否在隆突上 1～2 cm。

健康指导:协助患者取舒适体位,整理床单位,告知患者和家属气管内插管后的注意事项。

用物处理:洗手,整理用物,操作完毕,一次性的导管芯和注射器直接放入医疗垃圾袋中,注射器的针头则放在锐器箱中集中处理,清洁消毒物品后归原处。

(2)经鼻气管插管术:对于张口困难、下颌活动受限、颈部损伤、头不能后仰、口腔内损伤或经口插管难以耐受等情况,可选用经鼻气管插管。此外,由于经鼻气管插管的患者对导管的耐受性强,感觉也较为舒适,较容易地进行口腔护理,所以经鼻气管插管也适用于需长时间保留导管的患者。但其操作技术要求较高,插管难度大,且费时,易损伤鼻腔黏膜,不适于急症心肺复苏时进行。所用的气管导管较细会增加气道阻力,同时也不利于呼吸道分泌物的清除。经鼻气管插管分为盲探插管、明视插管和纤维支气管镜辅助插管3种方式。注意事项:①患者体位同前,在插管过程中需根据呼出气流的强弱来判断导管前进的方向及是否进入气管,危重患者有呼吸时方可选用此法。②插管前先检查并选择一个畅通的鼻孔,最好是右侧。向患者(尤其是清醒者)的鼻孔内滴或喷入少量血管收缩药物(如麻黄碱和去氧肾上腺素),使鼻腔黏膜的血管收缩,以扩大鼻腔气道,减少插管出血;施行咽、喉及气管表面麻醉可减轻插管过程的不适,清醒患者可滴入适量局部麻醉药(如1%丁卡因)。③选一根大小和曲度合适、质地柔软不带套囊的导管,充分润滑导管头端;也可从插管侧鼻孔滴入少量液状石蜡,从外鼻孔插入鼻腔。取与腭板平行,最好是导管的斜面对向鼻中隔,在枕部稍抬高,并使在头中度后仰的体位下,使导管沿下鼻道经鼻底部,出鼻后孔轻推导管越过鼻咽角至咽腔。

经鼻明视插管术。喉镜能全部进入口腔者可采用此方法。当导管通过鼻腔后,如患者可张口,则可借助左手持喉镜暴露声门,右手继续推进导管,也可用插管钳或插管钩,持导管前端或将导管头部引至正确部位后插入声门。其余步骤同经口气管内插管。

经鼻盲探插管术。此插管法的禁忌证包括:①急症心肺复苏时,呼吸停止;②严重的鼻部或颌面部骨折;③凝血功能障碍;④鼻或鼻咽部梗阻,如鼻息肉、鼻中隔偏曲、囊肿、脓肿、过敏性鼻炎、异物和血肿等;⑤颅底骨折。此法患者必须有自主呼吸,因为在插管过程中,需要靠边前进,边倾听呼出气流的强弱来判断导管前进的方向。插管中,用左手调整头位,右手调整导管口的位置,可捻转导管使其尖端左右转向,或可伸屈头部使导管头前后移位,或将头部适当处于左、右侧,都可改变导管前进方向,寻找呼出气流最强的位置。当患者呼气时,用左手托住其枕部将头稍稍抬起前屈,以便在导管内听到最清晰的管状呼吸音,并趁呼气末(声门打开)时将导管向前推进至气管。若感到推进阻力减小,听到管内呼出的气流更加明显,有时患者有咳嗽反射,或接上麻醉机可见呼吸囊随着患者呼吸运动而张缩,则表明导管已进入声门。其余步骤同经口气管内插管(见表2-2)。

(四)护理要点

1.准备充分

气管内插管要做好充分的准备工作,防止各种意外情况的发生。在临床实际工作中,操作者除了选择预备使用的一根气管导管外,还要准备较此导管大一号和小一号的气管导管各一支,以便随时更换使用。

2.并发症的预防

(1)损伤:常见有口唇、舌、鼻咽黏膜、咽后壁及声带的损伤、出血、牙齿松动或脱落以及喉头水肿。操作者要技术熟练,动作轻柔,操作时迅速准确。用力不当或过猛,还可引起颞下颌关节脱位。应将喉镜着力点始终放在喉镜片的顶端。初学插管者常见的失误是用喉镜冲撞上门齿,并以此作为支点旋转喉镜来暴露声门,从而导致牙齿的损伤。必要时,上门齿处可垫一块方纱布。插管困难时不应强行插入,可改用小一号的导管。固定时,咬口胶或牙垫应置于上、下臼齿之间,不能置于上、下门齿之间,以免固定不牢且易引起牙齿松脱。

(2)误吸:由于上呼吸道的插管和手法操作,可能引起呕吐和胃内容物误吸至下呼吸道。在插管过程中随时吸出呼吸道分泌物,防止窒息。引起呕吐时,立即在会厌处后压环状软骨,从而压闭食管入口,避免胃内容物反流和误吸。对心搏骤停者通气及给氧后,应立即行气管插管,避免胃扩张误吸。

(3)缺氧:插管前先行人工呼吸或吸氧,以免因插管费时加重患者缺氧状态。熟练掌握操作技术,尽量缩短插管时间,同时注意给氧,是改善缺氧的主要手段。通常,每次插管操作时间不应超过 30 秒,45 秒是插管的极限,超过此时间将导致机体缺氧。每次操作时,中断呼吸时间不应超过 45 秒。如一次操作未成功,应立即给予充分地预充氧后,然后重复上述步骤。

(4)误入食管:由于操作不当,导致插管位置不当误插入食管内,是气管插管最严重的并发症。患者不能得到任何肺通气或氧合(除非患者有自主呼吸),还可能造成急性胃扩张,增加了呕吐和误吸的风险。如急救人员不能及时发现,患者将出现不可逆的脑损伤或死亡。

(5)喉、支气管痉挛:是插管严重的并发症,剧烈呛咳、憋气、喉头及支气管痉挛,可导致缺氧加重。严重的迷走神经反射可引起心律失常、血压升高甚至心搏骤停。插管前适当加强麻醉。插管前行喉头和气管内表面麻醉,应用麻醉性镇痛药或短效降压药物,可预防心血管反应。喉头和声门应充分暴露,在声门打开时再置入导管以免引起喉头水肿。经鼻盲探插管术反复进行操作,易引起咽部水肿和喉痉挛等,如果连续 3 次插管失败,应考虑改用其他方法。必要时,立即行环甲膜穿刺或气管切开。

（6）喉炎：与插管时间呈正相关。表现为拔管后的声音嘶哑和刺激性咳嗽。重症表现为因吸气性呼吸困难而出现缺氧，可做超声雾化吸入，必要时做气管切开。

（7）肺炎和肺不张：各项操作、搬动患者、患者自身活动或固定不当等导致气管插管过深，进入一侧的主支气管，以右主支气管较常见，导致右侧肺单侧通气。一方面，可因右肺高容通气造成气压伤（或称容积伤）；另一方面，左肺无通气而造成肺不张。掌握导管插入深度，一般为鼻尖至耳垂外加 4～5 cm（小儿 2～3 cm）。插管后应检查两肺的呼吸音是否对称，如有怀疑，应将导管气囊放气，轻轻往外退出导管 1～2 cm 后，再次确认位置，检查患者的临床征象，包括胸廓扩张、呼吸音和氧合情况，再行胸部摄片。

（8）导管脱出：经常对导管位置进行评估，常规听诊两肺的呼吸音，观察气管导管外露的程度，每班记录导管插入的长度并做好交接班。妥善固定导管，尤其是在患者改变体位、被移动或对其实施操作后。意识障碍的患者要防止其自行拔管，或躁动造成导管脱落。发现胶布粘贴失效时及时更换，胶布过敏者要改用其他方法固定。脱出后，立即改用简易呼吸囊进行通气，心搏骤停者在持续胸外按压和按需除颤后，再尝试重新插管。

3.气囊充气与放气

气囊充气以最小压力充气，并能恰好封闭导管与气管壁间隙为宜。充气后气囊的压力为 2.26～2.66 kPa，以防分泌物和呕吐物倒流入气管而引起窒息和机械通气时阻止气体漏出。

（1）方法：导管留置期间，气囊每 4～6 小时放气 1 次，每次放气 5～10 分钟后再充气。放气时，先负压充分吸尽气道内分泌物，再用注射器缓慢抽吸囊内气体。充气后，需测量导管末端到牙齿的距离，并与原来的数据相比较，确保导管位置，且固定良好。

（2）注意事项：勿盲目注射大量空气，或充气时间过长，气管壁黏膜可因受压而造成局部缺血性损伤，发生溃疡和坏死。进行充、放气操作时，应注意防止导管脱出。

4.湿化气道

气管插管的患者吸入的气体未经过鼻腔黏膜的加温、加湿作用。因此，需要湿化和加温设备。

（1）气管导管如不接呼吸机，导管口外覆盖 1～2 层生理盐水纱布，并保持湿润状态,以湿化吸入的气体并防止灰尘吸入。

(2)接呼吸机者给湿化罐加水,也可给予湿化器雾化吸入。

5.及时拔管

气管内口插管留置时间一般不超过 72 小时,病情不见改善,可考虑拔管后,进行气管切开。所有需要插管的指征消除时也可考虑拔管。

(1)拔管的操作步骤:①拔管前,先充分吸引气管内及口腔、鼻腔的分泌物。②以 100% 的纯氧通气 10 分钟后,再拔管。③拔管时,患者取半卧位,以防误吸气管内的分泌物、咳出物及呕吐物,同时也有利于胸部扩张。④使用带气囊导管,应先将气囊内的气体抽出。放气后,颈部听诊闻及吸气时漏气气流,说明患者无喉头水肿或气道阻塞。⑤拔出时,嘱患者深吸气,在吸气末转为呼气相时,缓慢地将导管拔出或用简易呼吸囊使呼吸道内保持正压,以保证拔管后第一次呼吸是呼出气体,避免分泌物吸入。

(2)拔管的注意事项:患者应尽早进行深呼吸和咳痰训练,以便拔管后能自行清理呼吸道。拔管尽量在白天进行,以便观察病情,及时处理所发生的并发症。

6.拔管后护理

注意观察患者神志及缺氧表现,有无声音嘶哑、呛咳和吸气性呼吸困难等并发症,防止发生喉头水肿,保持呼吸道通畅。如发现由于杓状关节脱位而导致的发音困难,应及时给予复位。拔管后,立即给予面罩吸氧或高流量的鼻导管吸氧继续呼吸支持,30 分钟后复查动脉血气变化。拔管后 4 小时内禁食,禁止使用镇静剂。鼓励患者自行咳嗽、排痰,定时变换体位,拍背。严密观察患者的生命体征,包括血压、脉搏、呼吸、血氧饱和度和神志等。保持口和鼻腔清洁,每 4～6 小时口腔护理 1 次。

四、气管切开术

气管切开术是指将颈段气管的前壁切开,通过切口将适当大小的气管套管插入气管内,患者直接经套管进行呼吸或连接呼吸机实施机械通气治疗的一种手术操作方法。与其他人工气道相比,其套管内腔较大,导管较短,因而可减少无效腔和降低呼吸道阻力,易于清除气道内的分泌物和脓血,便于应用机械通气或加压给氧。气管切开术主要用于严重喉阻塞的紧急救护,或需要长期机械辅助呼吸的患者,是一种解除呼吸困难和抢救患者生命的急症手术。因其操作复杂、创伤较大和对护理要求高,一般不作为机械通气的首选途径。可分为传统气管切开术和经皮扩张气管切开术。

(一)适应证

1.上呼吸道阻塞

各种原因造成的上呼吸道阻塞造成呼吸困难,如喉水肿、急性喉炎、上呼吸道烧伤、喉部及气管内异物;严重颌面、颈部外伤及上呼吸道外伤伴软组织肿胀或骨折、异物等。

2.下呼吸道阻塞

严重的颅脑外伤和其他原因造成的昏迷及重大胸、腹部手术后的患者,导致咳嗽和排痰功能减退,呼吸道分泌物黏稠潴留,使下呼吸道阻塞和肺不张等,造成肺泡通气不足和呼吸困难。

3.呼吸功能减退或衰竭

肺功能不全、重症肌无力者和呼吸肌麻痹等所致的呼吸功能减退或衰竭,需行机械通气。

4.预防性气管切开

某些手术的前置手术,如颌面部、口腔、咽和喉部手术时,便于麻醉管理,防止血液流入下呼吸道引起窒息和术后局部肿胀阻碍呼吸。

5.其他

不能经口、鼻气管插管者;呼吸道内异物不能经喉取出者;气管插管留置时间超过 72 小时,仍然需用呼吸机行机械通气治疗者。

(二)禁忌证

有明显出血倾向和凝血机制异常者要慎重;下呼吸道占位而导致的呼吸道梗阻等。

(三)操作程序

1.评估患者

(1)全身情况:评估患者的年龄、病情和麻醉药物过敏史,应特别注意患者的呼吸频率与节律。

(2)局部情况:评估患者呼吸道的梗阻情况、颈部皮肤有无感染或异常。

(3)心理状态:评估患者有无紧张和恐惧等心理反应及对气管切开术的态度。

(4)健康知识:评估患者对疾病及气管切开术的相关知识的了解情况和合作程度。

2.操作准备

(1)操作者准备:衣帽整洁,洗手,戴口罩。熟悉气管切开方法。

(2)患者准备:常规颈部备皮,做普鲁卡因皮试。按常规建立静脉输液通路并保持通畅。患者及家属了解气管切开的意义和可能发生的并发症。签订气管切开术的知情同意书,愿意接受和配合。

(3)用物准备:气管切开包(内有甲状腺拉钩、气管扩张钳、手术刀、组织剪、止血钳、持针钳、医用缝针、手术镊子及乳胶管和无菌孔巾等),急症情况下用一刀、一钳、一剪、一镊即可。

气管切开套管:气管套管由内、外套管和内芯组成(图2-7)。放入内套管时功能同普通气管导管,拔出内套管后气流尚可经外套管开口流入呼吸道。外套管还可用于拔管前的封管或长期带管者。气管套管分为10个型号,型号的选择可参考(表2-3)。

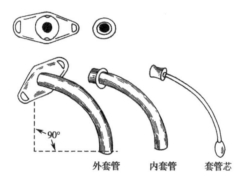

外套管　内套管　套管芯

图 2-7　金属气管套管

表 2-3　气管套管的选择

导管型号	1	2	3	4	5	6	7	8	9	10
内径(mm)	3.6	4.0	4.5	5.0	5.5	6.0	7.0	8.0	9.0	10.0
长度(mm)	40	42	46	55	55	60	65	70	75	80
适用年龄(岁)	<1	1	2	4	6	8	10	14	成年女性	成年男性

其他用物:供氧装置、简易呼吸囊、呼吸机、负压吸引装置、吸痰用物、麻醉用物(1%～2%普鲁卡因或2%利多卡因)、10 mL注射器、急救药物、生理盐水、消毒药品、无菌手套和手术照明灯等。

(4)环境准备:室内温、湿度适宜,光线充足,除急症气管切开外,一般要求在洁净的消毒环境下实施。

3.操作步骤

(1)核对患者:对清醒患者给予解释,取得患者合作。

(2)体位:患者仰卧位,肩部垫一枕头或沙袋,使颈部伸展头后仰,并固定于正中位,下颌对准胸骨上切迹,使下颌、喉结和胸骨切迹在一条直线上,以便充分暴露和寻找气管。

(3)麻醉:皮肤消毒铺巾后,颈前中线上甲状软骨下至胸骨上切迹皮下及筋膜下做局部浸润麻醉。对昏迷患者、无知觉或情况急症者可不予麻醉。

(4)传统气管切开术:气管切开部位应选择在以胸骨上窝为顶、两侧胸锁乳突肌前缘为边的三角区域内,不得高于第2气管软骨环或低于第5气管软骨环,一般以第三、四气管软骨环为中心做切口。

横切口:适合于颈部短而粗的患者,切口愈合后不易看出瘢痕痕迹。在环状软骨下约 3 cm 处,沿颈前皮肤横纹做 4～5 cm 切口,切开皮肤、皮下达颈前筋膜。

纵切口:自环状软骨下缘至胸骨上窝上一横指处,颈前正中线,纵行切开皮肤及皮下组织并进行分离,暴露颈前正中白线。

暴露气管:分离颈前组织,仔细止血,用拉钩将双侧肌缘向两侧拉开,保持气管正中位置,分离气管筋膜与肌肉即可暴露气管。如甲状腺峡部妨碍气管暴露,若峡部不过宽可在其下缘用小钩将峡部向上牵拉游离,若峡部较宽,必要时用血管钳夹持切断包扎,并向两侧拉开,暴露气管环的前壁。

气管切开:用示指触摸有一定弹性及凹凸感以确认气管,显示第三～五气管软骨环,用刀片自下而上切开,一般切开第三～四或第四～五2个软骨环即可。

插入气管套管:气管切开后,迅速用弯钳或气管切口撑开器将切口撑开,插入大小合适的气管套管,取出套管芯后可看到有气体及分泌物自管口排出,立即用吸引器吸净气管内的分泌物及血液。

置入内管:证实套管在气管内后,插入内套管并与其他通气管道相连接,气囊适当充气。

缝合切口:检查伤口并妥善止血,如皮肤切口长,可在切口上方酌情缝合1～2针。

固定气管套管:在套管与伤口之间垫一块从中线剪开约 3/5 的开口纱布,从套管底板下面围住外套管,以保护切口;气管导管两侧用系带打结固定,两侧系带与皮肤之间垫纱布减少系带对皮肤的摩擦,松紧度以插进一指为宜。

术后处理与健康指导:向患者及家属解释置管后的注意事项。气管切开的患者易发生恐惧感,觉得病情重、情绪悲观、思想负担重。因此,应加强患者的心理护理,使患者树立战胜疾病的信心。洗手,整理用物,垃圾按要求分类处理。

观察和记录:注意观察切开部位有无渗血,同时注意继续观察患者神志、脉搏和血压等生命体征及其他不良反应。记录气管切开的时间、部位及患者的病情变化。

(5)经皮穿刺扩张气管切开术:近年来,国内外正逐步开展一种新的方法,即采用经皮穿刺气管套管置管术,其具有操作简便、快速和微创等优点,而且并发症少于传统气管切开术。此操作另外需要的特殊器械有穿刺针、导引钢丝、皮下软组织扩张器及扩张钳等。持穿刺针在第一～二或第二～三气管软骨环作穿刺进针,有突破感,回抽有气体入注射器,证实穿刺针已进入气管。取下注射器,将导引钢丝插入穿刺针头 10 cm 左右并固定。退出穿刺针,用皮下软组织扩张器穿过导引钢丝,穿透扩张开气管前软组织和气管前壁。退出扩张器,进一步用扩张钳扩张气管。沿导引钢丝将气管套管置入气管后,退出导引钢丝及拔出套管芯。充分吸尽气管套管内的分泌物,并证实气道通畅后,将气囊注气。其余步骤同传统气管切开术。

(四)护理要点

1.插管操作规范

医护人员要严格执行无菌操作原则,预防发生交叉感染。

(1)体位:取合适体位,不能仰卧者可以取坐位或半坐位,对呼吸困难者不必强求体位,以不加重呼吸困难为原则。

(2)切开与缝合:切开气管时严禁损伤或切断环状软骨和第 1 软骨环,以免形成喉部狭窄。

2.并发症的预防

气管切开术是一种有创的技术方法,操作不当可导致一定的并发症,临床上应予以重视。

(1)皮下气肿:是术后常见的并发症,与气管前软组织分离过多、气管切口外短内长、导管较细、套管过短或皮肤切口缝合过紧有关。自气管套管周围逸出的气体可沿切口进入皮下组织间隙,沿皮下组织蔓延可达头面和胸、腹部,但一般多限于颈部。套管下方创口不予缝合,以免发生皮下气肿,并便于引流。一般无须进行特殊处理,多于 1 周后自行吸收。

(2)气胸与纵隔气肿:较严重的并发症,轻者无明显症状,严重者可引起窒息。多为术中分离偏向右侧,位置较低误伤胸膜顶所致和术中过多分离气管前筋膜,气体沿气管前筋膜进入纵隔。操作中,应同时切开气管和气管前筋膜,两者不可分离,以免引起纵隔气肿。X 线检查确诊气胸后,应行胸膜腔穿刺以抽出气体,严重者可行胸腔闭式引流。

(3)出血:多由于术中误伤大血管、止血不完善或患者有凝血机制障碍所致,少见于气管套管下端压迫损伤气管前壁及无名动脉壁,加之感染导致无名动脉糜烂破溃而导致大出血;术后早期少量出血多由手术中止血不充分引起,创口感染或肉芽组织增生所致;出血速度慢者可出现压迫症状,或致外出血,出血速度快者可致休克或窒息。

常规的预防:①应用抗凝药物患者应在停药 24 小时后再行手术;②患者头部应始终保持正位,皮肤切口要保持在正中线上,防止损伤颈部两侧血管及甲状腺;③术中应仔细操作,避免损伤周围组织血管;④术中伤口少量出血,可经压迫止血或填入吸收性明胶海绵止血;若出血较多,提示有血管损伤,应检查伤口并结扎出血点。

致命性大出血的预防:①切开的位置不宜过低,不可低于第五~六气管环;②尽量少分离气管前组织,避免损伤前壁的血液供应;③选择适当的气管套管并检查套管气囊是否正确充气;④若发现套管引起刺激性咳嗽或有少量鲜血略出,应立即换管;⑤严重出血的患者可静脉滴注垂体后叶素,有条件时可行纤维支气管镜下止血。

(4)气管-食管瘘:此为较少见但很严重的并发症。喉源性呼吸困难时,由于气管内呈负压状态,术中切开过深,动作过猛,可损伤气管后壁及食管前壁,感染后形成瘘管,引起气管-食管瘘。气管套管位置不合适,套管压迫及摩擦气管后壁,引起局部溃疡或感染。切开气管时应注意刀尖自下向上挑开,用力适当,不可刺入太深,以 2~3 mm 为宜。对疑有气管-食管瘘的患者需行食管吞碘造影,明确后应禁食。较小或短时间的瘘孔,更换短的气管套管,拔除鼻饲管,以减少糜烂处的刺激并加强营养,可自行愈合;瘘口较大或时间较长,上皮已长入瘘口者,则需手术修补。

(5)气管套管脱出:气管切开术后当颈部组织肿胀消退,固定气管套管的系带发生松弛,或患者过于肥胖,头颈部短粗,气管较深,切开口位置较低,相对气管套管较短,置入气管内部分过少,切口纱布过厚等导致患者剧烈咳嗽时,容易套管发生脱出。气管套管要固定牢固,术后应经常检查固定带的松紧。一般,固定带和皮肤之间恰能插入一指为度,并根据颈部组织消肿的程度及时适当调节,太紧也会影响血液循环。临床表现为呼吸困难和全身发绀等严重症状,应严密观察及预防。

(6)支气管肺部感染:此为最常见的并发症。人工气道的建立、湿化、雾化吸入和吸痰等各种操作,增加了病原菌的侵入机会,分泌物潴留而阻塞下呼吸道引起肺不张,全身营养状况的减退,局部和全身的免疫防御功能的减弱等均增加了肺部感染的机会。护理:①严格执行无菌操作,掌握规范的吸痰术;②预防吸入性肺炎,病情许可时,患者应置于 30°夹角的体位,尤其是鼻饲时头部应抬高 30°~45°夹角,鼻饲后应至少维持此体位 1 小时,以防胃内容物反流;③呼吸机的螺纹管路应低于插管连接管,冷凝水收集瓶应置于管道最低位置,随时倾倒,防止倒流;④加强口腔护理。⑤密切观察有无拔管指征,及时拔管。

3.定期消毒

做好伤口护理及基础护理,防止继发感染。

(1)局部伤口:每日更换保护切口的无菌纱布垫 2 次,分泌物多时应该随时更换,观察有无红肿、异味及分泌物,保持局部干燥。

(2)口腔护理:气管切开术后患者,口腔正常的咀嚼减少或停止,很容易导致口腔黏膜或牙龈感染和溃疡。每天可用呋喃西林溶液作口腔护理 2 次,用湿盐水纱布覆盖口鼻部。

4.气囊的充气与放气

套管气囊应按常规充气,防止发生误吸和漏气。

(1)机械通气:要求充气达气道密闭状态,防止送气过程漏气。

(2)非机械通气:并可自行排痰者,可少量充气或暂时不充气。

5.套管更换

一般情况下,一次性的气管套管无须定期更换,但留置期间出现气囊损坏漏气,套管损坏、扭曲或堵塞时,则必须更换。

(1)一次性气管套管:因其无内套管,无法取出清洗,置管时间长时内壁易黏附痰痂阻塞管道。临床上,除吸痰和湿化呼吸道外,可及时用无菌长直夹钳或枪状镊夹取清除痰痂,防止套管堵塞。

(2)金属外套管:在术后 1 周内无特殊需要不宜更换。因气管切口窦道的形成需 1 周时间,取出后不宜回放。如必须更换,则需做好与首次气管切开相同的准备,拆除缝线以拉钩拉开切口,更换外管。

(3)金属内套管:每日更换内套管 1~2 次,防止分泌物堵塞内腔,阻塞呼吸道。

6.湿化气道

保持室温适宜(22~25℃),相对湿度在 60%以上,室内可经常洒水或使用加湿器。

(1)不接呼吸机者:气管套管外口覆盖 1~2 层生理盐水纱布,并保持湿润状态,以湿化吸入的气体及防止灰尘进入。

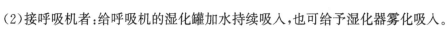

(2)接呼吸机者:给呼吸机的湿化罐加水持续吸入,也可给予湿化器雾化吸入。

7.保持气道通畅

及时吸痰,防止分泌物黏结成痂阻塞,每次吸痰时间不超过 15 秒,两次抽吸间隔 3～5 分钟。吸痰间隔或吸痰前,给予加大氧流量或纯氧吸入。气管切开患者给氧,不可将氧气导管直接插入内套管内,应用 T 形管或氧罩。痰液黏稠时,可予雾化吸入或套管内滴入 3～5 mL 生理盐水以稀释痰液,每 30～60 分钟 1 次。如患者突然发生呼吸困难、发绀和烦躁不安,应立即将套管气囊一起取出检查。

8.及时拔管

全身情况好转,病因解除后,即可试行拔管。

(1)拔管前准备:必须先行用软木塞或胶布、套管芯,试堵内套管管口的1/3,如无呼吸困难,可进一步堵塞 1/2、2/3,直至全部堵塞。堵管全程必须监测患者的生命体征和血氧饱和度,以防发生意外。如出现呼吸困难和患者不能耐受,应及时去除堵管的栓子。软木塞或胶布必须用线固定在气管套管的固定带上,以防被吸入气管。一般全堵管 1～2 天后,患者活动和睡眠均无呼吸困难,确认呼吸道顺畅,即可拔管。

(2)拔管步骤:①拔管前先将气囊放气,吸尽潴留在气囊上方口咽部或气管内分泌物,以防拔管后流入下呼吸道而引起窒息或感染,然后松开固定带,按照套管弯度慢慢拔出。如呼吸困难,应立即用另一消毒气管套管由原切口插入。②无须缝合伤口,消毒伤口周围皮肤后用蝶形胶布将切口两侧皮肤向正中线拉拢对合,外覆盖无菌敷料,2～3 天后自行愈合。③拔管后 48 小时内密切观察呼吸的变化,并常规配备抢救设备。患者床头应放置一套气管切开器械和同型号气管套管,万一拔管后出现呼吸困难时,需要重新插管。

五、环甲膜穿刺术

环甲膜穿刺是用粗针头进行环甲膜穿刺,并可接上 T 形管进行输氧,可暂时缓解患者严重的缺氧情况,急症建立人工气道,为气管内插管或气管切开等进一步的救治工作赢得时间,主要用于现场急救。其具有简便、快捷、有效的优点,是在紧急情况下进行呼吸复苏的一种最简单、最迅速的开放气道的急救措施,而且稍微接受过急救教育和培训的人都能掌握。

环甲膜是位于甲状软骨和环状软骨之间的软组织,位置比较容易找到,自己可以低头寻找,沿喉结最突出处向下轻轻地摸,在 2～3 cm 处有一如黄豆大小的凹陷,此处即为环甲膜的位置所在。

（一）**适应证**

1.上呼吸道梗阻

各种原因引起的上呼吸道梗阻,如异物和声门水肿引起的喉梗阻;颌面部、颈部外伤及喉头水肿时导致气道阻塞,需立即进行通气者。

2.下呼吸道梗阻

无法经口、鼻插管或插管失败者,需通过穿刺吸引气道内的分泌物;也用于有急症建立人工气道的指征,但无条件立即实施者。

3.其他

采集未被咽部细菌污染的痰标本,气管内注射治疗药物。

（二）**禁忌证**

环甲膜处有明显肿瘤和畸形者,已明确呼吸道阻塞发生在环甲膜水平以下者,有明显出血倾向者。

（三）**操作程序**

1.评估患者

（1）全身情况:评估患者年龄、病情、意识和生命体征,特别注意呼吸频率和节律。

（2）局部情况:评估患者有无出血倾向,呼吸道有无异常及梗阻情况,颈部的活动度。

（3）心理状态:清醒的患者行环甲膜穿刺时,评估患者有无紧张、焦虑和恐惧等心理反应及对行环甲膜穿刺的态度。

（4）健康知识:清醒的患者行环甲膜穿刺时,评估患者对疾病及环甲膜穿刺的相关知识的了解和合作程度。

2.操作准备

（1）操作者准备:衣帽整洁,洗手,戴口罩。熟悉环甲膜的生理解剖结构及穿刺方法。

（2）患者准备:告知患者及家属环甲膜穿刺术的目的、方法、注意事项、配合要点及并发症,以消除不必要的顾虑。签订环甲膜穿刺术的知情同意书,愿意接受和配合。取下义齿,建立静脉通道。

（3）用物准备:环甲膜穿刺针或 16 号注射针头、无菌注射器、局麻药、消毒液、"T"形管和氧气连接装置;或环甲膜穿刺套装(内含环甲膜穿刺器、注射器、环甲膜穿刺套管固定带和呼吸延长管)。

3.操作步骤

(1)体位:取仰卧位,尽可能使头后仰、颈过伸。

(2)定位和消毒:颈前正中线甲状软骨下缘与环状软骨上缘之间的凹陷处即环甲膜;用消毒液对环甲膜前皮肤进行常规消毒。

(3)麻醉:穿刺部位局部麻醉,危急情况下可不做局部麻醉。

(4)穿刺:一手拇指与中指固定环甲膜两侧处皮肤,示指触摸穿刺部位;另一手持环甲膜穿刺针或注射器垂直刺入环甲膜,出现落空感即表示针尖已进入喉腔,此刻立即停止进针,挤压患者双侧胸部,有气体自针头处逸出,或接注射器回抽有空气,表明穿刺成功。

(5)固定:垂直固定穿刺针,T形管上臂的一端与针头连接,T形管的下臂连接供氧装置。如气道内有分泌物可负压吸引,还可用右手示指间歇地堵住 T 形管上臂的另一端开口处而进行人工呼吸等操作。

(6)留置给药:若经针头导入支气管留置给药管,在针头退出后,用纱布包裹并固定。

(7)处理用物,记录穿刺的时间。

(四)护理要点

(1)环甲膜穿刺术是不稳定性的气道开放操作,患者通气障碍的急症情况解除后,应立即另行正规的气管切开或异物取出等确定性处理,穿刺针留置时间最迟不超过 24 小时。

(2)必须回抽有空气或确定针尖在喉腔内才能注射药物。注入药物应以等渗盐水配制,pH 要适宜,以减少对气管黏膜的刺激。注射时嘱患者勿吞咽及咳嗽,注射速度要快。

(3)穿刺用物应随时消毒,呈备用状态,接口必须紧密不漏气。

(4)并发症的预防。①出血:对于凝血功能障碍的患者宜慎重选择;术中注意患者生命体征,观察穿刺部位有无出血,协助医生并做好止血措施防止反流入气管。穿刺处出血较多,用无菌干棉球压迫止血,并适当延长压迫时间,以免血液反流入气管内。术后如患者咳出少量带血的分泌物,嘱患者勿紧张,一般在 1～2 天内即可消失。②食管穿孔:食管位于气管的后端,若穿刺时用力过大、过猛,或未掌握好进针深度,均可穿破食管,形成食管-气管瘘。穿刺时要贴着环状软骨上缘刺入,一般感觉环甲膜比较韧,略有阻力,刺破后有落空感。进针不要过深,在针头拔出之前应防止做吞咽动作,避免损伤喉后壁黏膜及食管壁。③皮下或纵隔气肿:穿刺前正确定位,垂直刺入,防止皮下气肿。患者剧烈咳嗽时,不易进行环甲膜穿刺,有造成皮下气肿的可能。

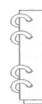

第三章 昏迷与猝死

第一节 昏 迷

昏迷是多种原因引起的大脑皮质处于严重而广泛抑制状态的病理学过程。临床表现的特征包括意识丧失,运动、感觉、反射和自主神经功能障碍,给予任何刺激均不能将患者唤醒,但生命体征如呼吸、脉搏、心跳、血压和体温尚存在。昏迷是病情危重的信号,是常见危重急症,病死率高,临床医师如能迅速做出正确的诊断和及时的处理,患者往往可能会转危为安。

一、发病原因

(一)中枢神经系统疾病

可见于中枢神经系统的局限性和弥漫性病变。如大脑半球、脑干和小脑病变均可引起昏迷,常见的有如下两大类。

1.急性脑血管病

脑出血、蛛网膜下腔出血、硬膜下血肿、硬膜外血肿、脑桥出血、小脑出血、大面积脑梗死、脑干梗死、小脑梗死及高血压脑病等。

2.颅内占位性病变

各种脑肿瘤、脑干肿瘤及中枢神经系统白血病等。

(1)颅内感染:各种病毒性脑炎、乙型脑炎、森林脑炎、各种原因的脑膜炎、脑脓肿、脑干脓肿、重症脑囊虫病及脑血吸虫病等。

(2)脑外伤:脑震荡、脑挫裂伤及硬膜下血肿等。

(3)癫痫:全身性强直-阵挛性发作。

(二)系统性疾病

如肝性脑病、肺性脑病、尿毒症、糖尿病性昏迷、高渗高血糖性昏迷、低血糖昏迷、甲状腺危象、垂体性昏迷、黏液性水肿昏迷、低钠血症和艾迪生病危象等。

(三)感染中毒性脑病

如重症肺炎、细菌性痢疾、伤寒和败血病等。

(四)外源性中毒

如药物中毒,农药中毒,酒精中毒,化学品中毒和动、植物毒素中毒等。

(五)物理和缺氧性损害

如中暑、触电、淹溺、一氧化碳(CO)中毒、休克、阿-斯综合征和高山性昏迷等。

二、病理生理

(一)解剖生理学基础

意识是指人体对环境刺激产生相应的内容及行为的反应状态。正常意识有2个组成部分:"意识内容与行为"和"觉醒状态"。意识内容是指人的知觉、记忆、思维、情感、意向及意志等心理过程,是由大脑皮质高级神经活动产生的,属大脑皮质功能;觉醒状态属于觉醒与睡眠周期性交替的大脑生理状态,属皮质下激活系统。两者关系极为密切。意识内容必须由大脑皮质高级神经活动正常和皮质下觉醒状态的觉醒激活系统和抑制系统的功能正常来维持,而大脑皮质高级神经功能的正常发挥,则是依赖于觉醒激活系统,即脑干上行网状激活系统的唤醒功能。如大脑皮质高级神经活动受到完全性抑制,致使意识内容完全丧失,而皮质下觉醒系统功能正常,则觉醒状态依然存在,谓之醒状昏迷。觉醒状态属于觉醒与睡眠生理周期,如只有觉醒状态,而无大脑皮质高级神经活动,也就无明晰的意识内容。临床上,将觉醒状态分为意识觉醒(皮质性觉醒)和无意识觉醒(皮质下觉醒)。意识觉醒是在大脑皮质与非特异性上行网状激活系统相互作用产生的;无意识觉醒是下丘脑生物钟在脑干上行网状激活系统作用所致。

1.意识觉醒(皮质觉醒)调节系统

意识觉醒主要是依靠上行投射系统来维系,人有清晰的意识内容和高度的机敏力。该系统包括特异性上行投射系统和非特异性上行投射系统2种。

(1)特异性上行投射系统:特异性上行投射系统主要包括传导深感觉的内侧丘系、传导四肢浅感觉的脊髓丘脑系、传导听觉的外侧丘系、传导面部感觉的三叉神经丘系及传导视觉和内脏感觉的传导束等,是全身躯体深浅感觉传导的总称。各传导束在脑干中有其特定的传导径路,并在途中发出侧支与脑干网状结构相联系,终止于丘脑及膝状体核等丘脑特异性核团,在此更换神经元后发出丘脑放射,经内囊后肢投射至大脑皮质中央后回,产生特定的感觉,并对大脑皮质有一定的激醒作用。仅有某些特异性上行投射系统传导束的病损对意识水平的影响很小,若特异性上行投射系统传导束受到严重损害,则意识水平会受到明显的影响。急性意识障碍状态是指急性弥漫性脑功能的丧失,其严重程度与脑组织损害范围大小有关。

意识混浊:指醒觉程度减弱的一种状态。早期有过度兴奋、易激动、嗜睡,继而注意力减退及对外界刺激存在错误的判断;随着病情加重,可发展为急性或亚急性混浊状态。对命令很难执行,并且对时间、地点及人物的定向认识障碍,记忆减退,不能重复、倒数数字及复述故事,整天嗜睡。脑耗氧量降低20%。

谵妄:意识清晰度呈中度损害,表现为失定向、恐惧、激动、视幻觉、与周围失去接触,很难确定患者是否还有自我意识存在。虽有清醒期,但随时有精神错乱的可能。极度谵妄状态常起病急剧,持续时间4~7天,错觉和幻觉可持续几周。谵妄主要见于神经系统中毒及代谢紊乱,如急性阿托品中毒、戒断症状、尿毒症、急性肝功能衰竭及脑炎。严重脑外伤者由意识丧失开始恢复时均可有谵妄表现。特异投射系统全部丧失功能,则会引起意识水平的下降。

(2)非特异性上行投射系统:由位于脑干结构中的上行网状激活系统和上行网状抑制系统组成。

网状结构的解剖学特点:网状结构是指位于脑干中轴部界线清楚的灰质与白质以外的细胞体与纤维相互混杂分布的部分,因其由各种大小不等的神经元散在分布于纵横交错的纤维网中而被命名为脑干网状结构。脑干网状结构的核团主要有:①中缝及其附近核,包括延髓中缝隐核、中缝苍白核、中缝大核、脑桥中缝核、中央上核、中缝背核及中央线形核;②内侧核群及中央核,包括延髓腹侧网状核和巨细胞网状核、脑桥尾侧网状核和脑桥嘴侧网状核、中脑楔形核、底楔形核和脑桥被盖核;③外侧核群,包括延髓外侧网状核和小细胞网状核、脑桥小细胞网状核。位于脑干中央网状结构中央部为"效应区",约占脑干网状结构的2/3,是由大、中型神经元形成的几个核团,发出和接受大量的传入和传出神经纤维,其轴突直接参与上行网状激活系统,组成中央被盖束。在"效应区"的周边为"联络区",多为小型神经元,呈弥散状分布,主要接受特异性上行投射系统途经脑干发出的侧支,而后发出较短的轴突终止于"效应区"。网状结构与特异性上行投射系统的区别有两点:一是网状结构在传导径路上需多次更换神经元,而特异性上行投射系统仅有三级神经元。因此,网状结构的神经传导速度较慢,且易被药物阻断;二是网状结构神经元之间由于突触的联系使得它不能引起突触后有效放电,致使下一个神经元的电紧张变化或神经元的兴奋均不能维持正常水平,但对其他部位的神经兴奋起易化、抑制或募集等作用。脑干网状结构是通过非特异性上行投射系统对大脑皮质起作用的。

　　上行网状激活系统(ARAS):包括上行激活性脑干网状结构、丘脑非特异性核团和紧张性激活的驱动结构。①上行激活性脑干网状结构:Plum 曾提出在脑干背侧脑桥下 1/3 处以下的网状结构病损不发生昏迷,若在该水平以上两侧旁中央网状结构病损则发生昏迷。应用 Ache 染色上行网状激活系统研究发现,包括脑干网状结构效应区背侧部分细胞——网状巨细胞核、脑桥网状核和中脑网状核,约占效应区细胞总数的 1/3。它们发出的纤维上行组成上行网状激活系统,行程中在脑桥较分散,在中脑比较密集,于中央灰质和红核之间的被盖部分形成 2 个密集的纤维束。一是被盖中央腹侧束,投射至边缘系统再转投射至大脑皮质;二是被盖中央侧束投射至丘脑非特异核团。②丘脑非特异核团:包括丘脑的中央腹侧前核、中线核及内髓板等。以上丘脑非特异核团受到刺激后可引起两侧大脑皮质广泛的募集式反应,如用微电极刺激特异性丘脑核团(腹外侧核、腹后侧核、丘脑枕核和膝状体核等),只引起大脑皮质相应区的神经元一次放电。当刺激丘脑非特异核团时,即使刺激强度再大也不会引起大脑皮质感觉区的神经元放电。若此时即刻再刺激以上丘脑特异性核团,则大脑皮质可出现连续多次放电。因此,丘脑非特异核团的活动虽然不引起大脑皮质的神经元放电,但它可以改变大脑皮质的兴奋状态,使其反应性增加,从而可以认为丘脑非特异核团的活动对于大脑皮质的兴奋性有极大的影响。③大脑皮质清醒状态的机制:当躯体接受外界各种适宜的刺激所产生的冲动,经脑干上行特异性投射系统传至大脑皮质的相应区域。此种传导在脑干行程中发出侧支到脑干网状结构联络区。该区再将冲动传至位于脑干网状结构效应区的上行网状激活系统。上行网状激活系统将冲动再向上传至丘脑非特异核团,丘脑非特异核团将冲动弥散地作用于大脑皮质,并对皮质的诱发电位产生易化作用,从而大脑皮质表现为清醒状态。大脑皮质如何能持续的保持清醒状态呢?大量实验证明其发生机制主要是依赖紧张性激活的驱动结构。④紧张性激活的驱动结构:在特异性上行投射系统的触发下,刺激中脑中央灰质核下丘脑后区,同时驱动上行网状激活系统,上行网状激活系统转而刺激中脑中央灰质和下丘脑后区,如此形成正反馈环路。在反馈环路周期循环的同时,经非异性上行投射系统对大脑皮质的诱发电位起着持续的易化作用。这就是维持大脑皮质持续清醒的机制。上行网状激活系统的任何环节受到破坏均可导致不同程度的意识障碍,严重者可出现昏迷。

上行网状抑制系统(ARIS):生理状态下大脑皮质神经元的兴奋在不断受到易化的同时,也不断受到抑制。大脑皮质的神经元兴奋与抑制是矛盾的统一。由大脑皮质神经元激活而伴随发生的主动抑制阻止了大脑皮质神经元过度兴奋而导致的疲劳,从而使大脑皮质的功能活动处于适宜的兴奋状态。ARIS位于脑桥网状结构的腹侧部,其范围在脑桥中部(三叉神经根水平)以下及延髓的低位脑干内。

2.皮质下觉醒调节系统

皮质下觉醒亦称无意识觉醒,主要包括下丘脑生物钟、脑干非特异性上行投射系统、下丘脑行为觉醒激活系统。人的觉醒和睡眠是一种生理周期,一般人是和环境的明亮与黑暗同步的,即白昼清醒,夜晚睡眠。这是因为光亮与黑暗交替投射到视网膜诱导觉醒与睡眠的周期变化,此规律即为生物钟。视交叉的背侧有下丘脑内侧交叉上核,双眼视网膜发出的纤维有部分交叉到下丘脑内侧交叉上核。动物试验证明当下丘脑内侧交叉上核被破坏后,觉醒睡眠周期即消失。除以上结构外,脑干网状结构和下丘脑行为激活系统等均与觉醒睡眠有较密切的关系。

(二)病理生理

按照昏迷的解剖生理学基础,意识内容是大脑皮质的功能,此称为皮质觉醒;觉醒-睡眠周期是皮质下(包括丘脑及脑干网状结构)功能,称皮质下觉醒。皮质觉醒与皮质下觉醒关系极为密切。如大脑皮质由于广泛且严重的病损可致意识内容丧失,但皮质下觉醒仍存在;但是如果皮质下觉醒出现病损(即觉醒-睡眠周期障碍),皮质觉醒(意识内容)也就不存在了。公认导致昏迷的病理学改变有幕上、幕下占位性病变和大脑皮质的代谢障碍3种情况。

1.幕上占位性病变

幕上结构主要为大脑半球。一般情况下大脑半球局灶性占位性病变不产生意识障碍或昏迷,只有两侧大脑半球广泛且发展迅速的病变才可造成不同程度的意识障碍或昏迷;而病损广泛但病情发展缓慢的疾病,如阿尔茨海默病,虽然两侧大脑半球对称性萎缩,却无意识障碍的临床表现。急性一侧大脑半球特别是优势半球的严重病变,如脑出血等可引起不同程度的意识障碍。大脑半球占位性病变生长发展,脑组织被挤压推移到天幕切迹处形成天幕切迹疝,从而压迫或阻断了深部丘脑及中脑的激活功能可引起昏迷。临床上,幕上占位性病变如大脑半球肿瘤、出血、血肿或极度水肿等均可引起小脑幕切迹疝,或称海马沟回疝(幕上颞叶海马沟回经小脑幕切迹疝入幕下),致使脑干缺氧、功能障碍、意识障碍。另外,脑干因受压、移位、变形或扭曲和脑干本身的循环障碍,从而损伤或阻断非特异性上行投射系统的传导发生昏迷。有时因小脑幕切迹疝严重或持续时间较久,造成脑干网状结构完全性或不可逆性损害,即使占位性病变解除,颅内压已降低,患者可仍处于昏迷状态。

总之,只有两侧大脑半球广泛且发展迅速的病损,一侧大脑半球占位性病变直接侵入或破坏后腹内侧间脑,或充分增大到足以使间脑基底部位严重受压,或经幕切迹处疝出,从而破坏丘脑、中脑非特异性上行投射系统才能发生意识障碍或昏迷。

2.幕下占位性病变

动物试验及临床实践均证明,如果占位性病变损害了丘脑后部、中脑和脑桥被盖网状结构(非特异性上行投射系统),可产生严重的意识障碍——昏迷。幕下占位性病变的早期或缓慢发生的枕骨大孔疝,一般不会影响觉醒激活系统,故不发生昏迷,但随着占位性病变的增大,终致小脑前叶、蚓状体上部被迫向上移位,形成所谓上行性天幕疝,压迫中脑网状结构而发生昏迷。又因延髓受压、淤血、水肿或出血,导致呼吸循环障碍,并引起继发性脑缺氧而昏迷;或随着延髓受压加剧,病变波及脑桥、中脑,致其内的 ARAS 受损而使昏迷加深。

3.大脑皮质的代谢障碍

大脑的能量供应主要来源于葡萄糖氧化。脑组织储备糖原极少,脑代谢率每分钟耗氧<2 mL 或血糖<1.7 mmol/L 均可发生昏迷,当血液 pH 下降到 7.0 时,可使突触传递受阻,脑干网状结构与大脑皮质的联系发生障碍而引起昏迷。高血糖、高血钠和失水,使血液渗透压升高到>320 mmol/L 时,脑细胞脱水可发生高渗性昏迷。相反,低血钠可使细胞内液量增加,发生水中毒、脑细胞水肿,也可引起昏迷。尿毒症时体内蓄积的某些毒素,对脑组织具有毒性作用。肝功能不良时血氨增高,可过多的消耗 α-酮戊二酸;高血氨又对参与三羧酸循环的异柠檬酸脱氢酶予以抑制;致三羧酸循环遭受严重影响,脑组织能量供应减少或不能,使脑组织代谢发生障碍而昏迷。

(三)神经递质的作用

神经递质系统在维持机体觉醒中具有重要作用,各种递质系统之间存在着错综复杂的相互拮抗和相互协同的关系。

1.儿茶酚胺类递质系统(CA)

脑内肾上腺素能(NE)及多巴胺能(DA)递质是维持觉醒的重要因素。研究发现,毁损脑内一定的核,可使脑内 NE 降低,清醒时间缩短,并可出现昏迷样运动不能;毁损面积越大,脑 NE 含量越低,清醒时间也越短,当破坏 90％时清醒状态几乎完全消失。若破坏中脑黑质或腹侧被盖部,脑内 DA 降低,则动物表现为清醒行为和运动的丧失。

2.5-羟色胺(5-HT)能系统

在维持机体觉醒状态中,5-HT 与 CA 之间呈相互制约的关系。动物试验破坏脑蓝斑核前部或 NE 上行背束,使前脑的 NE 降低而 5-HT 代谢产物 5-羟吲哚乙酸(5-HIAA)明显增加,动物表现为清醒期缩短而呈现嗜睡状态。因而 NE 神经元活动的加强及 5-HT 神经元活动的降低都可使动物保持清醒。

3.乙酰胆碱(ACh)能系统

早在 1950 年已有学者提出胆碱能递质在觉醒中的作用。研究发现,清醒时脑内 ACh 释放较睡眠时多。在昏迷的人及动物中,给予胆碱能药物可引起觉醒行为及脑电图的改变。1970 年,有学者将密胆碱注入猫脑池内,以抑制 ACh 的合成,发现动物清醒时间减少。

此外,近 10 年来研究表明某些肽类物质对调节觉醒状态具有作用。相对分子质量＜500 的肽类物质 S 因子可使动物活动减少,觉醒缩短,而相对分子质量 500～1 000 之间的肽类物质 E 因子则使动物活动增加,觉醒延长。关于这些物质的来源及作用途径有待进一步研究。

三、临床特点

(一) 昏迷程度的评定

临床上,为了对昏迷的程度进行准确的评定,一般应用英国 Glasgow 于 1974 年首创的昏迷量表进行评分。Glasgow 量表包括眼动、语言和运动三大项。1978 年加以修订,增加为 7 项 35 级,称为 Glasgow-Pittsberg 量表,见表 3-1。

表 3-1　Glasgow-Pittsberg **量表**

各项反应	分值
Ⅰ睁眼动作	
1.自动睁眼	4 分
2.语言呼唤后睁眼	3 分
3.疼痛刺激后睁眼	2 分
4.疼痛刺激后无睁眼	1 分

续表

Ⅱ语言反应	
1.有定向力	5分
2.对话混乱	4分
3.不适当的用语	3分
4.不能理解语言	2分
5.无语言反应	1分
Ⅲ运动反应	
1.能按命令作肢体活动	6分
2.肢体对疼痛有局限反应	5分
3.肢体有屈曲逃避反应	4分
4.肢体有异常屈曲	3分
5.肢体伸直	2分
6.肢体无反应	1分
Ⅳ瞳孔对光反射	
1.正常	5分
2.迟钝	4分
3.两侧反应不同	3分
4.大小不等	2分
5.无反应	1分
Ⅴ脑干反射	
1.全部存在	5分
2.睫毛反射消失	4分
3.角膜反射消失	3分
4.头、眼及前庭反射消失	2分
5.上述反射均消失	1分
Ⅵ抽搐	
1.无抽搐	5分
2.局限性抽搐	4分
3.阵发性大发作	3分
4.连续性大发作	2分
5.松弛状态	1分
Ⅶ自主呼吸	
1.正常	5分

续表

2.周期性	4分
3.中枢过度换气	3分
4.不规则/低换气	2分
5.无自主呼吸	1分

注:其总分为35分,最坏为7分,最好为35分。

(二)分类

根据临床观察和体会,我们把异常意识状态根据意识障碍的程度,意识范围的大小,思维内容和脑干反射进行下述几类。

1.意识模糊

往往突然发生,意识轻度不清晰,表现为迷惘、茫然,为时短暂。醒后定向力、注意力、思维内容均无变化,但情感反应强烈,如哭泣、躁动等。常见于车祸引起的脑震荡或强烈的精神创伤后。

2.嗜睡状态

意识较不清晰,整天嗜睡,唤醒后定向力仍完整,意识范围不缩小,但注意力不集中,如不继续对答,又重新陷入睡眠状态。思维内容开始减少。常见于颅内压增高或器质性脑病的早期。

3.朦胧状态

意识不清晰,主要表现为意识范围的缩小。也就是说,患者可以感知较大范围的事物,但对其中的细节感知模糊,好像在黄昏时看物体,只能看到一个大致的轮廓。定向力常有障碍,思维内容也有变化,可出现片段的错觉、幻觉。情感变化多,可高亢,可深沉,也可缄默不语。此状态往往突然中止,醒后仅保留部分记忆。常见于癔症发作时。

4.混浊状态

混浊状态或称精神错乱状态,意识严重不清晰。定向力和自知力均差。思维凌乱,出现幻觉和被害妄想。神情紧张、不安、恐惧,有时尖叫。症状波动较大,时轻时重,持续时间也较长。可恶化成浅昏迷状态,也可减轻成嗜睡状态。常见于中毒性或代谢性脑病。

5.谵妄状态

意识严重不清晰。定向力差,自知力有时相对较好。注意力涣散。思维内容变化多,常有丰富的错幻觉,而以错视为主,常形象逼真。因此,恐惧、外逃或伤人。急性谵妄状态多见于高热或中毒,如阿托品类药物中毒。慢性谵妄状态多见于酒精中毒。在美国,未达到昏迷的意识障碍常通称为谵妄状态,很少细分为混浊状态、精神错乱状态或谵妄状态等。

6.昏睡状态

意识严重不清晰。对外界刺激无任何主动反应,仅在疼痛刺激时才有防御反应。有时会发出含混不清的、无目的的喊叫,无任何思维内容,整天闭目似睡眠状。反射无变化,咳嗽、吞咽、喷嚏及角膜等脑干反射均存在。

7.昏迷状态

意识严重不清晰;对外界刺激无反应,疼痛刺激也不能引起防御反应;无思维内容;不喊叫;吞咽和咳嗽反射迟钝;腱反射减弱,往往出现病理反射。

8.深昏迷状态

最严重的意识障碍,一切反射包括腱反射和脑干反射均消失,肌张力低下,有时病理反射也消失,个别患者出现去大脑或去皮质发作。

9.木僵状态

木僵状态指一种特殊的意识状态,患者意识不清楚,但整天整夜睁眼不闭,不食、不饮、不排尿、不解便及不睡眠,对外界刺激无反应。自主神经功能紊乱突出,如多汗、皮脂腺分泌旺盛、心跳不规则、呼吸紊乱、尿便潴留或失禁等。

(三) 特殊意识障碍

除了上述几种意识障碍的类型外,还有些特殊的意识障碍,如无动性缄默症和闭锁综合征等。而昏迷的分类则可细分为浅昏迷、中度昏迷、深昏迷和过度昏迷 4 类。

1.浅昏迷

浅昏迷又称半昏迷。患者对外界的一般刺激无反应,高声喊叫不能唤醒,但对强烈的痛觉刺激有反应,可见痛苦表情和躲避反射;并可见较少的无意识动作。生理反射如咳嗽、吞咽、角膜及瞳孔对光反射及腱反射仍存在,但浅反射如腹壁反射已消失。生命体征(呼吸、脉搏、血压等)无明显的异常改变。抑制水平达到皮质。

2.中度昏迷

中度昏迷对疼痛、声音、光线等刺激均无反应,对强烈疼痛刺激的防御反射和生理反射(咳嗽、吞咽、角膜、瞳孔对光反射等)均减弱;腱反射亢进,病理反射阳性。生命体征出现轻度的异常改变,如血压波动、呼吸及脉搏欠规律等。直肠膀胱功能也出现某种程度的功能障碍。抑制水平达到皮质下。

3.深昏迷

深昏迷对各种刺激包括强烈疼痛刺激均无反应,所有的生理反射均消失。生命体征出现明显异常的改变,如血压下降、呼吸不规则、全身肌张力低下松弛,大小便失禁,可能出现去脑强直状态。抑制水平达到脑干。

去脑强直又称去大脑综合征,提示中脑红核与下丘脑结构的联系中断。患者意识障碍与去大脑皮质综合征相似,四肢强直性伸展。颈后仰呈角弓反张状为去大脑强直的特殊表现。常伴有全身抽搐和呼吸不规则。若病情好转,可转化为去大脑皮质综合征;否则昏迷加深,四肢弛缓,则提示病变已波及脑桥以下,预后不良。

4.过度昏迷

过度昏迷又称脑死亡,多是由深昏迷发展而来。当大脑半球和脑干的病变发展为不可逆损害时,神经系统失去维持和调节基本生命功能的能力,自动呼吸停止,循环衰竭,体温低而不稳,患者处于濒死状态,需要依赖人工辅助呼吸和药物来维持呼吸、循环等生命功能。患者全身肌张力降低,眼球固定,瞳孔散大,对光反射消失。

判定死亡,即判定脑死亡,全脑功能不可逆的停止的根据:各种有关检查的结果都一致表明,脑干和大脑两半球的功能已全部、永远消失。根据近年研究,判定脑死亡的主要根据可大致归纳如下。

(1)不可逆昏迷和大脑无反应性:不可逆昏迷是不能逆转的意识丧失状态。所谓大脑无反应性是指深度昏迷的患者对施加的外界刺激不发生有目的的反应,不听从指挥,不自动发声,在给予疼痛性刺激时也不反应发声。

(2)呼吸停止:无自主呼吸,表现为至少进行 15 分钟的人工呼吸后,仍无自主呼吸。

(3)瞳孔散大:是重要根据,但非绝对必要。有的患者可无瞳孔散大,但瞳孔固定(对光反应消失)是必有的。

(4)颅神经反射消失:包括瞳孔反射、角膜反射、视听反射、咳嗽反射、恶心反射及吞咽反射等的消失。

(5)脑电波消失:零电位脑电图是表示脑死亡的重要根据之一。应当注意的是过量的中枢神经系统抑制药中毒和冬眠状态时,脑电波也处于零电位,但这种状态不一定是脑死亡的表现。

如果可能,再加用动脉造影等方法证明脑血液循环停止,则可进一步肯定脑死亡的诊断。至于确诊脑死亡所需的时间。一般认为,上述 5 项检查结果持续存在 24 小时而无逆转倾向时,即可宣告脑死亡。近来也有人认为,这些结果只需持续存在 6 小时就可发出死亡通知。而且,如果有一次脑血管造影证明脑血管灌流完全停止,就可以立刻宣告死亡。在没有条件做脑血管造影和脑电图,没有条件用人工呼吸机进行抢救时,一般就可以根据心跳和呼吸的永久性停止来诊断脑死亡。因为已经证明,心跳和呼吸的不可逆停止如不进行抢救,很快就会导致全脑功能的永久性丧失。脑死亡等新概念的提出,对于器官移植来说,有非常重要的实践意义。器官移植能否成功,长期效果是否良好,在很大程度上取决于移植器官从供者身上摘除时和摘除前一定时间内血液的灌流情况。从血液循环已经停止的供者,特别是血液循环停止以前有持续低血压的供者取下的器官的移植效果,一般要比摘除前仍有较好血液灌流的器官的效果为差。实践证明,已经确诊脑死亡借助人工呼吸在一定时间内维持着血液循环的患者(实际上是死者)是器官移植的良好供者,用他们的器官移植给适当的受者,可获得较好效果。国外已有法律规定,只要医生确诊患者已经发生脑死亡,就可以取其器官进行移植。脑死亡概念的提出,使人们对复苏的概念也应做出新的考虑。因为一旦医生明确宣告脑死亡,复苏或复活就完全不能实现。复苏成功,必须表明机体尚未发生脑死亡。脑死亡概念的提出,使医生们能精确地判定死亡时间,对于解决可能牵涉到的一些法律问题,也是有利的。

(四)醒状昏迷

醒状昏迷是指意识内容丧失而觉醒状态存在的一类特殊类型的意识障碍。临床表现双眼睑开闭自如,双眼球及肢体均可有无目的的活动,不能说话,对外界的刺激无反应。大脑皮质下的多数功能和自主神经功能保存或病损后已恢复。临床上,常称此为假性昏迷,包括去大脑皮质状态、无动性缄默症、持续自主状态和闭锁综合征。

1.去大脑皮质状态

该征的病因多是由于呼吸心搏骤停复苏后、一氧化碳中毒及肝性脑病、低血糖昏迷等代谢性昏迷所致的脑广泛缺血缺氧;严重的颅脑损伤、脑出血及各种脑炎等均直接或间接引起脑广泛性缺血缺氧。病理学改变主要为大脑皮质广泛缺血缺氧,皮质细胞固缩、坏死及神经细胞轴突消失。

临床表现特点:患者呈睁眼昏迷或觉醒昏迷,即患者能睁闭双眼或凝视,可见无目的的眼球活动,其表现貌似清醒。因双侧大脑皮质广泛性病损导致意识内容丧失,表现为呼之不应,缺乏表情,思维、记忆、语言、情感等均有障碍,但是中脑和脑桥上行网状激活系统未被损害,患者仍保有觉醒睡眠周期。同时患者的丘脑功能尚好,可见无意识的自发性强哭强笑及对痛温觉刺激的原始反应,咀嚼和吞咽也是无意识的动作。瞳孔对光反射、角膜反射、掌颏反射均较活跃,双侧巴宾斯基征、吸吮反射及强握反射阳性。患者双上肢呈屈曲状,双下肢强直性伸直,四肢肌张力增高,深反射亢进。

2.无动性缄默

患者主要表现安静卧床、缄默无语。但 Cairns 首先报告的病例偶尔表现耳语说出单词。患者虽然静卧于床上不动,四肢似乎是瘫痪,一般并非真正瘫痪,除非前额叶-边缘系统病损时,可出现单瘫或偏瘫等局灶体征,多数病例给予较强烈的疼痛刺激时,患者肢体出现躲避反应。四肢之所以不活动是因为意识障碍的缘故。一般肢体呈屈曲状、上肢较明显,如四肢均呈明显屈曲,提示预后不良;肌张力增高,病理反射阳性。眼睑能睁开,眼球有追随动作及原始咀嚼活动。有的学者按照病损部位的不同将其分为 2 型:①病变位于前额叶-边缘系统称无动性缄默症 I 型,临床特点是可有单瘫、偏瘫和抽搐发作等局灶性体征,有时出现体温高、脉搏快、心律不齐、呼吸频数或节律不齐、多汗等自主神经功能紊乱的表现。由于脑干上行网状激活系统未被破坏,故患者觉醒睡眠周期尚正常。觉醒时虽然能睁眼和眼球追随活动,但无意识内容,也无表情,常伴有二便失禁。②病变位于中脑-间脑者称无动性缄默症 II 型,临床特点为出现眼球运动障碍及瞳孔异常改变等中脑的病损的特征或出现不典型的去脑强直综合征。由于脑干网状激活系统受到不完全病损,觉醒睡眠周期有异常改变而出现过度睡眠。

3.持续自主状态

持续自主状态多见于心搏骤停引起的脑缺氧缺血性脑损伤、急性或严重的颅脑外伤、脑血管病和代谢性神经系统变性疾病等。这些原因可导致神经系统(包括大脑皮质、皮质下和脑干网状结构等)遭受不同程度的病损。临床表现与去大脑皮质状态、无动性缄默症很相似。临床将自主状态持续 1 个月以内者称为暂时性自主状态,多经及时合理的治疗与周密的护理可能获得一定程度的恢复;病情持续 3 个月者称为持续性自主状态,经治疗和护理恢复的机会较少;自主状态持续 1 年者称为永久性自主状态,多为不可逆。以上 3 种自主状态的划分对于治疗与护理有实际意义。由于丘脑和脑干仍保留部分及全部功能,患者可有较正常的觉醒与睡眠周期,但对自身和外界毫无感知,眼睑能睁开及双眼球无目的的活动,不能理解他人的语言,自己也不会说话,肢体随意运动完全丧失,大小便失禁。

4.闭锁综合征

闭锁综合征又称脑桥腹侧综合征、去传出状态、大脑延髓脊髓联系中断。病因多见于脑干基底动脉的梗阻或出血,亦可见于脑桥附近的损伤、脱髓鞘病变、炎症和肿瘤。因此,病变主要位于脑桥腹侧,致在该部位的皮质脊髓束和皮质延髓束受损,使大脑皮质与下位运动神经元的联系中断。临床特点:一般多呈急性发病或先有暂时性脑缺血发作,然后突然四肢瘫痪、不能说话,貌似昏迷。患者虽然不能说话,但是听力正常能理解他人的语言,可以用睁眼闭眼来表达示意,所以患者实际上意识完全清醒,并无真正的昏迷,只是由于脑桥腹侧部病损使上运动神经元与下运动神经元联系中断,引起除睁闭双眼、眼球垂直运动和会聚外所有的随意运动功能完全丧失。患者的脑电图正常或呈轻度慢波性改变,也有助于与意识障碍的鉴别。患者一般无眼球的侧视运动,但是可有玩偶眼现象存在,瞳孔对光反射、会聚反射均存在。由于皮质脊髓束受损,导致后组脑神经功能完全丧失。患者表现为双侧软腭麻痹,不能发出声音更不能说话,张口、伸舌、吞咽等困难或完全不能,双侧肢体病理征阳性。脊髓丘脑束未被累及,皮肤感觉尚属正常存在。患者生活完全不能自理,需他人护理或照顾。

四、诊断与鉴别诊断

昏迷患者往往病情危重,需急症救治。对接诊医师来说,当生命体征不稳定时,首先应急救,对症处理;然后根据问诊、体检和必要的辅助检查明确病因诊断,再做进一步的处理。

(一)病史

根据现病史和既往史对昏迷患者进行鉴别诊断。

1.现病史

(1)外伤史:见于脑震荡、脑挫裂伤及颅内血肿。

(2)中毒:药物、一氧化碳、酒精及有机磷农药。

(3)突然发病:脑血管意外及心肌梗死。

(4)发热在先:脑膜炎、脑炎、脑脓肿及脑型疟疾。

(5)前驱症状为剧烈头痛:蛛网膜下腔出血、脑出血、高血压脑病及脑膜炎。

(6)过去有类似病史:癫痫、脑栓塞、脑肿瘤(尤其是中线肿瘤)、低血糖(胰岛细胞瘤)、肝脑综合征、肺性脑病、心源性脑缺氧综合征及间脑病变(炎症、肿瘤、外伤)。

(7)伴有抽搐:癫痫、脑血管意外、脑血管畸形、脑肿瘤、脑脓肿及脑寄生虫病。

(8)原因不明:脑肿瘤(尤其是额叶肿瘤)、慢性硬膜下血肿、脱髓鞘疾病及精神病。

2.既往史

(1)外伤史:外伤后立即出现,见于脑震荡、脑挫裂伤;外伤后有中间清醒期,见于硬膜外血肿;外伤后数日至数年后出现,见于硬膜下血肿。

(2)高血压病史:可有高血压脑病、脑出血及脑缺血。

(3)糖尿病史:糖尿病性昏迷(高血糖昏迷和酮症酸中毒)、低血糖昏迷(注射胰岛素、服用抗糖尿病药物过量)。

(4)肾脏病史:尿毒症性昏迷、低盐综合征(使用利尿剂时)。

(5)心脏病史:心脑综合征、脑栓塞。

(6)肝脏病史:肝性脑病。

(7)慢性肺部疾病史:肺性脑病、二氧化碳麻醉(吸氧、使用镇静剂)。

(8)癌症病史:脑转移、癌性神经病。

(9)中耳、鼻部感染史:脑膜炎、脑炎及脑脓肿。

(10)内分泌病史:肾上腺功能不全危象、甲亢危象、嗜铬细胞瘤及垂体性昏迷。

(二)体格检查

1.一般检查

(1)血压和脉搏:血压降低者,应考虑有无心肌梗死、动脉瘤破裂、外伤后腹部内脏出血及肺梗死;颅内压增高伴有血压下降、脉搏增快者,可能发生脑疝,损害脑干,预后不良。

(2)体温:急性昏迷,于数小时内体温升高至39 ℃的患者,应考虑脑干出血,特别是脑桥和脑干出血。预后不良。

(3)呼吸异常:一般表示病情严重。过度呼吸可在代谢性酸中毒、严重缺氧或脑功能障碍时出现;低肺泡性换气可能为二氧化碳麻醉等脑病;一般认为呼吸异常能提示神经系统功能障碍的水平,见表3-2。

表 3-2　呼吸异常与神经功能受损水平的关系

呼吸异常	神经功能受损水平
1.过度换气后无呼吸	两侧大脑半球
2.潮式呼吸	两侧大脑半球(脑干上部)
3.中枢性过度换气	中脑的被盖上部

续表

呼吸异常	神经功能受损水平
4.机械样有规律的呼吸	中脑
5.延续性吸气(吸气期延长、继呼吸停止)	相当于三叉神经运动核水平的脑桥
6.丛集形呼吸	脑桥下部或延髓上部
7.呼吸徐缓	由于小脑幕上颅内压增高所致,病变部位不定
8.不规则呼吸	下部延髓
9.抽泣样呼吸	延髓呼吸中枢,见于濒死状态

注意:呼吸的气味,如酒精中毒、烂苹果味(糖尿病)、氨味(尿毒症)、肝臭(肝性脑病)、大蒜味(有机磷农药)等。

(4)皮肤:头皮如有伤痕,考虑脑外伤;如有耳鼻流血流液及耳后皮下瘀斑,则表示有颅底骨折。

(5)淋巴结肿大:在疑有脑瘤的中年以上的患者应想到转移癌。

(6)颈动脉搏动及血管杂音:如一侧颈动脉搏动减弱或消失,并能听到血管杂音,可能为颈动脉闭塞。

(7)腹部:腹壁静脉怒张、腹水及肝脾大,应想到肝性脑病。

2.神经系统检查

神经系统检查检查重点是明确有无脑膜刺激征、颅内压增高症、脑的局灶性神经体征、大脑及脑干功能障碍的部位,从而了解有无颅内病变及病变的部位及性质。

(1)脑膜刺激征及脑的局灶性体征:对每一个昏迷的患者都必须检查有无脑膜刺激征及脑的局灶性体征,其临床意义如下。①脑膜刺激征(＋),脑局灶性体征(－):突发的剧烈头痛见于蛛网膜下腔出血(脑动脉瘤、脑动静脉畸形、烟雾病);先有发热见于脑膜炎、脑炎,也可见于神经梅毒。②脑膜刺激征(±),脑局灶性体征(＋):与外伤有关见于脑挫裂伤、硬膜下血肿、硬膜外血肿;突然发病见于脑出血、脑栓塞及脑血栓形成;先有发热见于脑脓肿、脑脊髓炎、脑炎、血栓性静脉炎;缓慢发病见于脑肿瘤、慢性硬膜下血肿。③脑膜刺激征(－),脑局灶性体征(－):尿毒症、糖尿病、急性尿卟啉病可有尿的异常;低血糖、心肌梗死、肺梗死、大出血可伴有休克;酒精、麻醉剂、安眠药、一氧化碳中毒则有中毒史;肝性脑病可有黄疸;肺性脑病常伴发绀;重症感染、中暑、甲亢危象多伴有高热;酒精中毒、吗啡中毒、黏液性水肿昏迷体温常低于正常;脑震荡有外伤史;癫痫可有反复发作的病史。

（2）昏迷患者的瘫痪检查。①观察面颊：瘫痪侧面颊肌张力弛缓，常常随呼吸而起伏，呈吸烟斗动作。②疼痛刺激：压迫眶上切迹或捏掐肢体，观察患者肢体活动情况，往往瘫痪侧少动或不动。③观察两眼球共同偏视：如果大脑皮质额中回后部（8区）及其发出的神经纤维受到刺激时，则两眼和头颈转向健侧（肢体瘫痪侧），若是破坏性病灶，则两眼和头颈转向病灶侧（肢体健侧）；脑桥水平凝视中枢（外展旁核）破坏时，两眼和头颈转向健侧（肢体瘫痪侧）。④胸骨反射：针刺胸骨柄部，引起一侧或双侧上肢的屈曲反应，手移向胸骨部，当刺激加重，可波及下肢。一侧肢体反射消失或运动反射不良，提示该侧肢体瘫痪。⑤上肢坠落试验：将患者双上肢抬起，使与躯干呈垂直位，突然放手，观察肢体坠落情况，瘫痪肢体迅速坠落而且沉重，无瘫痪肢体则向外侧倾倒，缓慢坠落。⑥下肢坠落试验：将患者一下肢膝部屈曲抬高，足跟着床，突然松手时，瘫痪侧肢体不能自动伸直，并向外侧倾倒；无瘫痪肢体则呈弹跳式伸直，并能保持足垂直位。⑦足外旋试验：先将患者的两下肢伸直放平，然后把双足扶直并拢，突然松开时，则瘫痪肢体的足立刻外旋倾倒，足外缘着床，无瘫痪的足，仍能维持足垂直位。⑧反射的改变：瘫痪肢体侧常伴有中枢性面瘫，腹壁、提睾反射减弱或消失，腱反射增强，病理学反射阳性。

（3）眼底：视盘水肿可见于颅内占位性病变，眼底片状出血见于蛛网膜下腔出血和大量脑出血。视网膜囊虫结节、结核结节等均有助于病因学诊断。

（4）眼球位置：眼球同向偏移转向一侧，提示同侧半球损害或对侧脑桥损害。间脑损害时为向下的同向偏斜。昏迷时非同向性偏斜提示脑干的结构性损害，除非此前既有斜视。

（5）判断脑干损害的部位。①瞳孔：观察昏迷患者的瞳孔改变，对于确定神经系统损害的部位及程度均有帮助。双侧瞳孔缩小见于脑桥出血及吗啡类、巴比妥类胆碱酯酶抑制剂（如有机磷）、水合氯醛中毒。双侧瞳孔散大见于病情垂危及颠茄类、乙醇、乙醚、氯仿、苯、氰化物、奎宁、一氧化碳、二氧化碳及肉毒等中毒，以及严重尿毒症、子痫、癫痫发作时。一侧瞳孔散大见于小脑幕切迹疝、埃迪瞳孔及动眼神经麻痹。一侧瞳孔缩小见于脑疝早期及眼交感神经麻痹。瞳孔反应正常可能为大脑半球疾病或心因性障碍。②眼脑反射：将头被动的进行水平性转动，正常时眼球偏向头转动方向的对侧，称为阳性；头后伸时，两眼球向下俯视；头前屈时，两眼球向上仰视，其反射中枢在丘脑底部。如脑干功能严重抑制，则两眼球固定居中，称为阴性。如昏迷伴有脑干损害时可出现眼球运动的异常反应，其临床意义如表3-3所示。③眼前庭反射：和眼脑反射相互有关，可互为印证。用微量(0.2～0.8 mL)冰水刺激一侧耳的鼓膜引起眼球震颤,正常人可见急跳性眼震2～3分钟,快相向对侧,慢相向刺激侧。昏迷时,其反应仅有眼球震颤的慢相,而快相减弱或消失。若反射存在,提示脑桥、中脑的功能正常。如果反应异常,其临床意义同上。④睫状脊髓反射:给予颈部皮肤疼痛刺激时可引起瞳孔散大。反射若存在,提示下脑干功能正常,并证实颈髓、上胸段脊髓及颈交感神经功能正常。⑤去皮质强直:即上肢(包括腕、指)屈曲内收,下肢伸直内旋,提示病变累及内囊或大脑脚首端,丘脑及其附近组织也常受累。⑥去大脑强直:四肢外展伸直及旋前,严重者可有角弓反张,提示中脑及脑桥上部有破坏性或压迫性病变,也可发生于代谢性脑病,如低血糖、中毒或缺氧。

表 3-3 眼球运动的异常反应及其临床意义

异常反应	临床意义
无反射性水平性眼球运动	两侧脑干破坏性病变
一侧消失,另一侧存在	单侧脑干病变累及脑桥侧视中枢
一侧外展,另一侧不能内收	动眼神经麻痹或核间性眼肌麻痹
一侧内收,另一侧不能外展	展神经麻痹

(6)神经血管检查法:由于脑血管疾病引起意识障碍时,根据头颈部的血管视、触、听诊可得知血管病变的部位及程度,如表3-4所示。

表 3-4 神经血管检查法

检查法	动脉	表现	病变
视诊	颞浅动脉	肿胀、蛇形	颞动脉炎
触诊	颞浅动脉	肿胀、压痛	颞动脉炎颞浅动脉
	枕动脉	搏动增强	同侧颈内动脉狭窄或闭塞
	颈动脉	搏动减弱或消失	颈总或颈内动脉狭窄或闭塞
		颈动脉窦过敏症	主动脉炎综合征
	颈内动脉(口腔内触诊)	搏动减弱或消失	颈内动脉狭窄或消失
	桡动脉	搏动减弱或延迟	锁骨下动脉盗血综合征
		脉搏消失	主动脉炎综合征
听诊	颈动脉	杂音	颈动脉狭窄
	眼窝部	杂音	颈动脉海绵静脉窦瘘
	颈部	杂音	脑动静脉畸形

(三)辅助检查

根据病情的需要,可选择以下检查。

1.血液

血常规、血糖、血尿素氮、二氧化碳结合力、电解质、酮体及血氨等。

2.尿

尿常规、尿糖及酮体等。

3.脑脊液

常规、生化及病原体等。

4.X线检查

头颅X线平片、脑血管造影及脑室造影等。

5.其他

超声、脑扫描、脑电图、CT及MRI等。

五、病情监测

昏迷是患者处于病情严重状态的表现,必须进行反复的检查与监测,其目的在于明确病因及监测病情的进展情况,以便采取相应的措施,挽救患者生命;同时还可以预测其结局。

(一)临床监测

应用脑干反射可以帮助判断脑各级结构损害的水平。这个损害是指生理损害,并非一定是指组织学损害。脑干反射由8个生理及2个病理反射组成。

生理反射如下。①睫状脊髓反射:一侧锁骨上皮肤的痛觉刺激致同侧瞳孔扩大;②额眼轮匝肌反射:叩击眉弓或颧弓同侧眼轮匝肌明显收缩,对侧轻度收缩;③垂直性眼前庭反射:双眼垂直性同向交替运动与头部伸直的运动相反;④瞳孔对光反射:光刺激可使瞳孔缩小;⑤角膜反射:刺激角膜时眼睑闭合;⑥咀嚼肌反射:叩击下颌时咀嚼肌收缩;⑦水平性眼前庭反射:双眼同向水平运动与头部转动的方向相反;⑧眼心反射:压迫眼球致心率减慢。

2个病理学反射为掌颏反射和角膜下颌反射。掌颏反射为划大鱼际处同侧颏肌收缩;角膜下颌反射为直接刺激角膜致下颌跟随运动。

损害平面的判定:损害皮质及皮质下平面,除角膜下颌反射外,脑干的其余9个反射均可出现;损害间脑平面时,睫状脊髓反射、掌颏反射及角膜下颌反射消失,其他7个反射存在;损害间脑-中脑平面,睫状脊髓反射、额眼轮匝肌反射、眼前庭(垂直性)反射及掌颏反射消失,其余6个反射存在;损害中脑平面时,角膜、嚼肌、眼前庭(水平性)、眼心及掌颏反射存在,其他脊髓反射消失;脑桥上端损害仅出现眼前庭(水平性)、眼心反射,其他脊髓反射消失;脑桥下端损害时仅出现眼心反射,其他脊髓反射消失。

(二)脑电图监测

脑电图检查对于有无意识障碍、确定部分昏迷原因、判断神经损害部位及提示病情预后均有帮助。

1.慢波型昏迷

慢波型昏迷患者的慢波周期长短与昏迷深浅呈一定的平行关系,即昏迷越深,慢波周期越长,睡眠加深时波幅下降,最后发展为平坦波形。脑血管病时表现为广泛性的 θ 和 δ 波活动,病灶侧明显,第 3～10 天可因脑水肿而再度恶化;颅脑损伤时呈广泛性的 δ 和 θ 波,亦可有局限性改变;颅内炎症时为广泛性多形性慢波为主,可伴有多灶性改变,夹杂快波棘波、尖波放电。代谢性疾病、肝性脑病时可出现三相波,其他如糖尿病性、低血糖性及尿毒症性昏迷亦呈广泛性慢波,临床症状改善,脑电图亦随之改善;脑肿瘤时在慢波背景脑电图上有局限性异常;中毒时,酒精中毒、一氧化碳中毒和乙醚麻醉时多呈广泛慢波;巴比妥类药物中毒较轻时呈高波幅快波。随着药物剂量增加出现睡眠脑电图,最后进入丘波期;无动性缄默时,表现为广泛性 δ 波和 θ 波。

2.α 波形昏迷

临床上表现昏迷,脑电图以 α 波为主,其与正常脑电图的不同之处为:①以额或中央区突出;②其指数较高,对听、闪光刺激不起反应。多为脑干损害或者心跳、呼吸停止后 1～17 天内的弥漫性缺氧性脑病或颅脑损伤的病例。

3.β 波形昏迷

β 波形昏迷多由低位脑干的外伤及脑血管病所致。

4.纺锤波形昏迷

纺锤波形昏迷主要由低位脑干网状结构损害所致,功能性可逆性损害更为多见。

5.具有发作波形的持续性昏迷

该状态下亚急性海绵状脑病脑电图呈周期性同步性尖波或棘波;亚急性硬化性全脑炎时 4～20 秒钟发放 1 次尖波或慢波,呈成群出现;肝性脑病亦可见发作性三相波。

6.平坦波形的昏迷

平坦波形的昏迷见于濒死性深昏迷、急性重症脑损伤及皮质状态、脑死亡,脑电图呈等电位图形。

(三)短潜伏期体感诱发电位监测

双侧 N20-P25 复合波消失者预后不良,N13-N20 波间潜伏期延长者预后不良;其他参考因素:①脑干听觉诱发电位保存者优于缺失者;②外伤性、颅内出血者等优于急性缺氧性脑病;③青年优于老年。体感诱发电位监测最好在 48 小时以后,定期进行意义更大。

(四)脑干听觉诱发电位监测

人的脑干听觉诱发电位(BAEP)较少受代谢性药物和巴比妥类及多种安眠镇静性药物的影响。所以,对昏迷的原因(药物中毒或脑干器质性病损)有一定的鉴别作用。但应详细了解除外中耳炎等耳科疾病,BAEP 正常者多存活,异常者有存活可能,消失者多死亡。

如果将脑电图、诱发电位结合起来进行判断更好。

(五)对生命体征的监测

1.体温

高热提示严重感染、中暑、脑桥出血、视丘下部损害及阿托品中毒等。过低体温者则需考虑休克、黏液水肿、低血糖、镇静剂中毒及冻伤等。体温持续过高及过低都是体温中枢受损的表现。

2.脉搏

脉搏过慢可为颅内高压引起,40 次/分以下需考虑房室传导阻滞或心肌梗死。枕大孔疝时可见脉搏加快。

3.呼吸

脑部不同平面损害可产生不同类型的呼吸节律失常,详见鉴别诊断。颅内压增高时呼吸可减慢,发生钩回疝时可见到一系列从神经轴首端向尾端的呼吸变化。

4.血压

高血压可见于脑出血、高血压脑病及颅内压增高等。低血压可见于休克、心肌梗死及安眠药中毒等。

(六)血液生化学的监测

1.血电解质的监测

(1)血钾:增高见于肾功能不全、肾上腺皮质功能不全、摄入过多、溶血或组织损伤等;降低见于摄入不足、呕吐、应用大量利尿剂或肾上腺皮质激素、醛固酮增多症、慢性消耗及代谢性碱中毒等。

(2)血清钠:增高见于肾上腺皮质功能亢进、垂体前叶肿瘤、原发性醛固酮增多症,脑外伤或脑血管病。降低较多见于严重呕吐,尿毒症或糖尿病酸中毒,慢性肾上腺皮质功能不全,大量应用有机汞、氯噻嗪类或呋塞米(速尿)、乙酰唑胺等利尿剂,大面积烧伤,大叶性肺炎,腹水大量放出及长时间大量应用甘露醇等。尤应注意血钠过低时快速补钠可引起脑桥中央髓鞘溶解症。

(3)血清钙、镁:参与肌肉收缩、降低神经肌肉兴奋性,使神经冲动传导正常。钙、镁具有协同性,都参加酶的活动,两者降低时均可发生抽搐,应及时测定,分别处理。

2.血清酶学监测

血清肌酸磷酸酶(CPK)及其同工酶,乳酸脱氢酶及其同工酶在急性心肌梗死、骨骼肌损伤、恶性肿瘤、脑血管病及肝肾功能损害者均升高。

3.血糖监测

脑的功能与血糖水平关系密切,糖是脑功能活动的唯一能量来源,必须保证糖的供应;血糖升高也是中枢损害的表现之一。

(七)血液气体分析和酸碱度测定

(1)动脉血氧分压($PaCO_2$)降至 8 kPa(60 mmHg)时,说明呼吸衰竭。该指标是缺氧较轻时的最敏感指标。

(2)动脉血二氧化碳分压($PaCO_2$)＞6.7 kPa(50 mmHg),提示明显通气不足。

(3)动脉血氧含量(CaO_2)正常值约为 20％,主要了解组织氧供情况。

(4)动脉血氧饱和度(SaO_2)正常值约为 97％,也是缺氧指标。

(5)pH 正常值为 7.35～7.45,反映血液的酸碱度。

(6)血浆 CO_2 含量是机体酸碱平衡的定性指标。

(7)碱剩余(BE):是在 38 ℃、二氧化碳分压 5.3 kPa、血氧饱和度 100％条件下,血液滴定至 pH＝7.4 所需要的酸或碱量。它是人体代谢性酸碱不平衡的定量指标。需要的酸量为正值,提示代谢性碱中毒,需要的碱量为负值,提示代谢性酸中毒,参考值在±2 mmol/L 范围内。

(8)缓冲碱(BB):是反映代谢性酸碱平衡的可靠指标。

通过对昏迷患者的监测,可以了解病情的发展方向与最终预后,如昏迷量表评分增加,脑电图的好转,诱发电位的波形复出,潜伏期缩短均是病情缓解的指标;而评分的减少,脑电图变慢,波幅减低,诱发电位波形消失,潜伏期延长均是病情恶化的表现,应及时检查原因,采取相应措施。

六、治疗原则、方法及措施

昏迷患者的治疗重点是针对病因治疗,此处不一一详述,仅对其对症治疗及并发症的处理进行讨论。

(一)非病因学治疗

昏迷患者的非病因学对症治疗,原则上讲应该是综合性治疗。主要着眼于昏迷患者的脑及全身的病理及病理生理学损害与功能障碍的救治。治疗目的是挽救生命、保护脑组织、维护机体功能,渡过危重阶段,争取及早恢复。

1.呼吸功能的维护及治疗

任何原因所致的昏迷均可导致呼吸功能衰竭。由于深昏迷的患者咽喉部肌肉松弛麻痹、反射活动消失及舌后坠等原因使上呼吸道梗阻;加之呼吸道分泌物不能主动排出,阻塞呼吸道进而导致周围型呼吸衰竭。这是昏迷患者呼吸障碍的最常见的原因。此时,患者常表现为呼吸急促、频数、表浅或呼吸不规则,同时有心率增快,多汗,口唇发绀,重者可见面部发绀。如病变累及脑干呼吸中枢则可见中枢性呼吸衰竭,呼吸状态进一步恶化,可见如潮式呼吸、双吸气、叹息样呼吸及呼吸暂停等表现。临床上,对昏迷患者的呼吸障碍多以中枢性呼吸衰竭来解释,处理上大多应用呼吸兴奋剂,而忽略对周围性呼吸衰竭的注意,以致延误有效的抢救及处理,这一点应引起临床医师的足够重视。有效的处理是及时通畅气道,气管切开是临床上常用的方法,可有效吸出痰液,减少呼吸道无效腔,保证气体交换功能。因此,对昏迷患者密切观察呼吸变化,掌握时机,及时果断地气管切开,可避免因长时间缺氧造成脑损害,应及时给予机械呼吸支持,以维持二氧化碳分压以在 4.0~4.7 kPa(30~35 mmHg),氧分压以在 10.7~13.3 kPa(80~100 mmHg)之间为宜。

2.水肿的防治

无论是原发性脑损害或继发于全身疾病的昏迷患者,脑水肿和颅内高压均很常见,必须予以积极适当的防治。从病理生理学角度,脑水肿一般可分为血管源性、细胞毒性及间质性脑水肿 3 种。昏迷患者多为混合性,是各种类型脑水肿的综合表现。在治疗上,临床上常用高渗脱水剂、利尿剂。近年来,静脉应用清蛋白以其效果肯定、不良反应小而被广泛应用,但其价格较昂贵。为维护脑组织,增强其对各种损害的承受能力,在昏迷急性期应以降低脑代谢率、降低脑内的氧消耗为主要治疗原则。①低温治疗:一般情况下,为避免严重并发症的发生多采用轻度低温,一般可使体温维持在 35.5～36.5 ℃。在全身低温的基础上并用头部降温,但应避免颈部大血管处放置冰袋,因有可能诱发颅外血栓。②巴比妥类药物的应用:目前,对巴比妥类药物用于重症脑损害的临床价值尚无确切定论。一般认为巴比妥类药物可降低脑代谢、降低脑消耗、减少脑血流及抑制乙酰胆碱的形成与释放,从而提高脑组织对缺血缺氧的耐受性。临床常用苯巴比妥、戊基巴比妥及异戊巴比妥等药物,尤其是在患者有高热、躁动、抽搐、多汗等脑代谢增强的表现时,则更有使用价值。该类药物在临床的应用价值尚有争议,有待进一步观察。

3.缺血、缺氧性脑损害

(1)脑内低灌注:昏迷患者当存在心功能障碍及全身衰竭,尤其是合并脑水肿及颅内高压时,脑灌注压明显下降,脑功能抑制,重者可出现脑电波电压低平。为维持正常的脑灌注可采用改善心功能、血液稀释疗法及抗血小板聚集药物等,可改善脑的低灌注状态,有利于脑功能的恢复。

(2)纠正脑内酸中毒,维持正常中枢神经系统内的酸碱平衡:脑内缺血、缺氧性损害时,由于葡萄糖无氧酵解产生过多的乳酸堆积,导致脑内乳酸性酸中毒。这是昏迷患者脑损害的重要原因。

(3)缺血、缺氧性脑病的治疗:还可应用人工过度换气,即机械换气。机械性过度换气虽可人工造成呼吸性碱中毒,但不会导致颅内压增高及惊厥发作,可有效对抗脑内乳酸酸中毒。一般可使动脉血 $PaCO_2$ 明显下降。

4.昏迷患者的脑保护

(1)钙通道阻滞剂的应用:昏迷时,脑部代谢功能障碍,常使细胞内钙离子增多,可激活磷脂酶使细胞膜和线粒体膜破坏,导致 ATP 产生减少及脑细胞的损害。钙通道阻滞剂可阻止钙离子的内流,维护脑功能,防止脑损害。

(2)自由基清除剂:如甘露醇、皮质激素及维生素 E 等作为自由基清除剂广泛用于临床。应结合患者实际情况应用。

(3)脑细胞活化剂的应用:昏迷及重症脑损害急性期时不主张应用,因其可能促进脑代谢,增高脑对供血供氧的需求,可能加重脑损害。故以恢复期应用为宜。

(4)兴奋性氨基酸拮抗剂的应用:近年来认为兴奋性氨基酸可引起脑细胞的损害,试验发现缺血后30分钟脑组织内谷氨酸及门冬氨酸大量增加,应用拮抗剂可防止或减轻这种脑损害。

(二)常见并发症及其处理

昏迷的处理首先是针对病因进行治疗,除积极的病因治疗外,预防和处理并发症也是抢救成功的关键。昏迷的常见并发症的处理如下。

1.电解质紊乱及酸碱失衡

昏迷患者不能通过饥饿感和口渴感来调节食物和液体的摄入,并常有呕吐、多汗、抽搐、气管切开及被动补液等治疗。因此,昏迷后常引起水、电解质紊乱及酸碱失衡。如昏迷伴呼吸衰竭时,常引起呼吸性酸中毒;伴循环衰竭时,常引起代谢性酸中毒;缺氧和酸中毒导致钾从细胞内向细胞外转移,引起高血钾症。另外,利尿剂和皮质激素的使用可造成排钾过多,导致低钾血症等。更为突出的是某些颅内病变可直接累及影响水盐调节、神经内分泌调节的重要结构,导致特殊形式的电解质紊乱,如脑性失盐或储盐综合征、脑性水中毒或脑性尿崩症等,应根据不同情况给予纠正。

昏迷初期,通常用静脉补液法预防、纠正水电解质失衡。每日可静脉滴注液体 1 500～2 000 mL;如有高热、多汗、呕吐及过度换气等额外损失,可酌情增加500～1 000 mL。一般给 10％葡萄糖 1 000～1 500 mL,生理盐水 500 mL,有尿后每日酌情补钾 1～2 g。使用脱水疗法时,因大量利尿及排钾,每日应多补钾2～3 g。有颅内压升高时,原则上每日输液量不宜超过 2 000 mL,且不宜输入5％葡萄糖等低渗或等渗液体,应采用 10％或 25％葡萄糖。

昏迷 3 天以上的患者,如生命体征稳定,无严重肝肾功能障碍者可给予鼻饲饮食,提供含有水、电解质和营养的流质饮食,特别适用于颅内压升高者。鼻饲饮食的内容和数量应根据患者的消化能力及其所需热量来确定,通常给予混合奶 2 500～3 000 mL,含热量 10.5～16.7 kJ。对外伤、感染、抽搐及高热者,其机体分解代谢增强,更应多补充些营养成分。但对肝性脑病、尿毒症昏迷、胃肠出血者须从静脉内补充特别营养以防血氨和尿素氮升高。

定期复查血钾、钠、氯、钙、尿素氮、血气分析、血浆渗透压及血糖等,准确记录液体出入量,如有异常应及时纠正。

2.并发感染

昏迷患者易并发感染,一旦感染发生应及早行积极有效的治疗,否则可引起多脏器的功能损害,进一步威胁生命。即使患者无明显的感染体征,也应给予适当抗生素予以预防。

昏迷患者最常见的感染是肺内感染。因昏迷患者的咳嗽反射减弱或消失,舌根后坠使上呼吸道不畅,同时吸痰管、吸氧管可使感染物吸入肺内。气管插管、气管切开、呼吸机的使用均可增加肺部感染的机会;如合并抽搐,应用镇静药可使肺内分泌物增加,为细菌感染创造机会。长期使用抗生素,特别是广谱抗生素及激素均可导致正常菌群的失调,进一步增加肺内感染机会。

对昏迷患者应通畅呼吸道,可取侧卧位,头部转向一侧,以减轻舌后坠,有利于呕吐物的排出,从而减少误吸机会。及时吸取呼吸道的分泌物,如痰液黏稠不易吸出时,可给予雾化吸入剂(透明质酸酶 1 000~1 500 U 等),必要时及早做气管切开。自主呼吸停止时须给予人工辅助呼吸。呼吸中枢抑制时可给予呼吸中枢兴奋剂,如尼可刹米、洛贝林等。每 2 小时变换一次体位,可减少肺部感染及压疮的发生。应选用对革兰氏阳性菌有效的抗生素,如青霉素、头孢一代、头孢二代等,合并厌氧菌感染时可加用甲硝唑或替硝唑。

昏迷时可因尿潴留、神经性膀胱、应用导尿管及皮质激素等易并发尿路感染。可行中段尿培养及药敏结果选用抗生素,留置导尿管要定期冲洗及更换。

3.消化道出血及呃逆

高血压性脑出血、严重脑外伤、下丘脑附近占位性病变或应用大剂量皮质激素时,视丘下部及下行至延髓的自主神经中枢受刺激,交感神经兴奋,儿茶酚胺增多,以致胃血管痉挛,胃黏膜缺血糜烂、溃疡出血。病变累及脑干呼吸中枢、迷走神经核及延髓时可引起中枢性呃逆;胃肠道及膈肌受刺激时可引起反射性呃逆;电解质、酸碱失衡,特别是低钠、低钙、二氧化碳结合力降低、膈肌出现抽搐也可引起呃逆。连续性呃逆可影响患者呼吸,加重患者体力消耗,严重者可引起胃出血。

应激性溃疡的治疗可见其他章节,呃逆的治疗如下。

(1)治疗病因:如颅内疾病,胃肠、膈肌疾病及水电解质失衡等。

(2)压迫眶上神经,按压眼球,针刺天突、内关及中脘穴。

(3)哌甲酯 10~20 mg 肌内注射或静脉注射,常于 5~10 分钟中止呃逆,但是癫痫及高血压者慎用。也可应用氯丙嗪 12.5 mg 静脉注射,东莨菪碱 0.3~0.6 mg,每 6~12 小时肌内注射 1 次等。

4.躁动不安与抽搐

脑水肿、颅内占位性病变所致颅内压增高、呼吸道梗阻、尿潴留,导致膀胱过度充盈、大便干结排便困难,出现强烈的排便反射、卧位不适,以及冷热、疼痛、瘙痒等刺激均可引起患者的躁动不安。除迅速找出原因,予以对症或对因处理外,对患者不要强加约束,否则会在不断挣扎中消耗体力,加快衰竭。诊断不明时可给予镇静剂,如地西泮(安定)、苯巴比妥等。如有抽搐,首选地西泮 10~20 mg

静脉注射(其速度不宜超过 2 mg/min)或 100～200 mg 加入 500 mL 液体中于 12 小时内静脉滴注。也可用苯巴比妥 100～200 mg 缓慢静脉注射,或用 10％水 合氯醛 10～20 mL 保留灌肠。

昏迷患者经对症处理及并发症的处理可有效支持患者渡过昏迷急性期,同 时迅速判断病因,予以对因治疗,患者才有可能转危为安。

第二节　猝　死

猝死是指自然发生、出乎意料的突然死亡。世界卫生组织规定:发病后 6 小 时内死亡者为猝死,多数学者主张将猝死时间限定在发病 1 小时内。猝死的特 点为死亡急骤,出人意料,自然死亡或非暴力死亡。根据美国的统计资料,猝死 是仅仅排在肿瘤死亡(占 23％)之后的第二大死亡原因。弗明翰心脏研究在长 达 26 年的观察中发现,总死亡人群中 13％是猝死,而猝死中有 75％患者为心脏 性猝死(SCD)。SCD 是严重威胁人类生存的疾病之一,约占所有心脏疾病死亡 数量的一半。美国 SCD 的发生率在 300 000～40 000/年。我国一项 SCD 的流 行病学调查显示,SCD 的发生率为 41.84/100 000。

一、SCD 的病因和危险因素

各种心脏病均可导致猝死,非冠状动脉粥样硬化引起的冠状动脉异常少见, 包括先天性冠状动脉畸形、冠状动脉栓塞、冠状动脉硬化、冠状动脉机械损伤或 梗阻等。但这种冠状动脉异常具有较高的 SCD 的风险。SCD 常见的风险因素 包括吸烟、缺乏锻炼、肥胖、高龄、高血压、高胆固醇血症及糖尿病等。

(一)冠心病和缺血性心脏病

病理解剖发现,多数 SCD 患者都有冠状动脉粥样硬化斑块形态学的急性病 变(血栓或斑块破裂)。所有 SCD 患者中约一半的患者有心肌瘢痕或活动性冠 状动脉病变。在西方国家冠心病可能占猝死原因的 80％,20％～25％的冠心病 以猝死为首发表现。我国冠心病发病率低于美国和一些欧洲国家,但人口总基 数大,所以绝对发病人数也很多。

SCD 患者常见的病理学改变为广泛的多支冠状动脉粥样硬化。冠状动脉性 闭塞导致心脏大面积严重急性缺血可引起 SCD。单支血管病变的冠状动脉内急性血栓形成及冠状动脉痉挛也可引起 SCD 发生。冠状动脉痉挛可引起严重的心律失常及猝死,冠状动脉痉挛可发生于动脉粥样硬化或正常冠状动脉。冠心病患者伴有左心室功能不全及频繁发生的窦性心律失常是 SCD 的高危人群。左室射血分数明显下降对于慢性缺血性心脏病患者是一个最强的预测因子,尤其是心肌梗死后心功能不全和多形性室性期前收缩是最有力的猝死预测因子。在心肌梗死急性期,即使是之前心功能正常的患者,由于严重心肌缺血导致的心肌代谢及电学异常而触发心室颤动,可导致 SCD。慢性的梗死瘢痕是室性快速性心律失常发生折返的基础。其次为缓慢心律失常或心跳停搏(占 10%~30%)。其他少见的,如电-机械分离、心脏破裂、心脏压塞、血流的急性机械性阻塞和大血管的急性破裂或穿孔等。

(二)心肌病和心力衰竭

研究显示,40%左右的心力衰竭患者死亡是突然发生的,猝死发生的风险性随着左心功能恶化而增加。对于心肌病患者,心功能较好者(Ⅰ级或Ⅱ级)总死亡率较心功能差者(Ⅲ级或Ⅳ级)低,而猝死的发生在心功能较好者发生率更高,特别是中度心功能不全的患者。在室射血分数≤30%是一个独立的 SCD 预测因子。对于左室射血分数<30%,且发生过 SCD 的患者,即使电生理学检查未能诱发出室性心律失常,随访3年也有30%患者死于再次 SCD。

(三)心律失常

典型的 SCD 与恶性心律失常有关。心电图监测技术证实 SCD 基本机制包括电-机械分离、心脏停搏、心脏阻滞、室性心动过速和心室颤动等,医院外 SCD 多数是由心室颤动引起的。由于心脏停搏和高度房室阻滞也可导致室性心动过速和心室颤动。因此,室性心动过速和心室颤动是最常记录到的心律失常。80%以上的患者先出现室性心动过速,持续恶化发生心室颤动。由于心室颤动自行转复非常少见,所以决定 SCD 患者生存的最重要因素是从心室颤动发生到除颤治疗和紧急药物干预的时间。医院外心脏停搏的总病死率很高,大约95%的患者在到达医院或接受急症救助之前死亡,主要是由于不能得到及时有效的除颤治疗。如果在第一时间启动干预措施,存活率可高达90%。多数心律失常是伴随器质性心脏病而出现的,但也有少数患者没有器质性心脏病史而发生猝死的病例。

(四)遗传学因素

一些遗传性疾病,如先天性 QT 综合征,肥厚型梗阻性心脏病。Brugada 综合征及家族性婴儿和青年人猝死等都与 SCD 相关。原发性长 QT 综合征可导致不明原因的晕厥和心脏骤停。患者表现为无症状或有症状的、潜在的致命心律失常事件。60%的长 QT 综合征患者表现为长 QT 综合征家族史或心脏猝死。由于遗传学因素,家庭其他成员同样具有风险性。心脏猝死是肥厚型心肌病患者死亡的最普遍的原因。大约 10%的肥厚型心肌病患者被认为具有心脏猝死的风险性。肥厚型心肌病是 35 岁以下运动员心脏猝死的最主要原因,>50%的高危患者 10 年内将发生心脏猝死。

二、SCD 的临床表现

SCD 的临床经过可分为 4 个阶段:前驱期、终末事件期、心脏骤停及生物学死亡。

(一)前驱期

在猝死前数天至数月,有些患者可出现胸痛、气短、疲乏及心悸等非特异性症状;但亦可无前驱表现,瞬即发生心脏骤停。

(二)终末事件期

终末事件期是指心血管状态出现急剧变化到心脏骤停发生前的一段时间,自瞬间至持续 1 小时不等。SCD 所定义的 1 小时,实质上是指终末事件期的时间在 1 小时内。由于猝死原因不同,终末事件期的临床表现也各异。典型的表现包括严重胸痛、急性呼吸困难、突发心悸或眩晕等。若心脏骤停瞬间发生,事先无预兆,则绝大部分是心源性。在猝死前数小时或数分钟内常有心电活动的改变,其中以心率加快及室性异位搏动增加最为常见。因心室颤动猝死的患者,常先有室性心动过速;另有少部分患者以循环衰竭发病。

(三)心搏骤停

心搏骤停后脑血流急剧减少,可导致意识突然丧失,伴有局部或全身性抽搐。心搏骤停刚发生时脑中尚存少量含氧的血液,可短暂刺激呼吸中枢,出现呼吸断续,叹息样或短促痉挛性呼吸,随后呼吸停止。皮肤苍白或发绀,瞳孔散大,由于尿道括约肌和肛门括约肌松弛,可出现二便失禁。

(四)生物学死亡

从心搏骤停至发生生物学死亡时间的长短取决于基础病的性质,以及心搏骤停至复苏开始的时间。心搏骤停发生后,大部分患者将在 4～6 分钟开始发生不可逆脑损害,随后经数分钟过渡到生物学死亡。心搏骤停发生后立即实施心肺脑复苏和尽早除颤,是避免发生生物学死亡的关键。心脏复苏成功后死亡的最常见的原因是中枢神经系统的损伤,其他常见原因有继发感染、低心排血量及心律失常复发等。

三、SCD 的风险分层及无创性评价

对 SCD 进行危险分层,识别高危患者并对其采取干预措施能够预测和阻止心脏骤停患者发生 SCD。SCD 与下列因素有关。①左室射血分数(LVEF):LVEF 是缺血性心脏病 SCD 的最主要的独立风险因素。LVEF 低于 30% 的患者 3 年内发生 SCD 的风险为 30%。②年龄:弗明翰心脏研究显示,45~54 岁,死亡的男性冠心病患者中 SCD 的比例为 62%,而在 55~54 岁与 65~74 岁,这一比例分别下降至 58% 与 42%,可见冠心病患者 SCD 的发生率与年龄呈负相关。③左室肥厚:左室肥厚是导致 SCD 的主要原因,其风险性与冠心病和心力衰竭的风险性相当。在弗明翰研究中左心室重量每增加 $50 \mathrm{~g/m^2}$,SCD 的风险比增加 1.45。

心内电生理学检查具有较高的诊断价值,而无创性技术因其安全、方便,可结合临床病史和病因学综合分析做出综合判断,仍具有一定的筛查价值。

(一)静息 12 导联心电图检查

静息 12 导联心电图检查是诊断室性心律失常最简单、最实用、最可靠的方法,ACC/AHA/ESC 室性心律失常的诊疗和心源性猝死的预防指南(简称指南)指出,进行室性心律失常评价的患者均应接受静息 12 导联心电图检查。常规静息 12 导联心电图检查能提供室性期前收缩、QRS 时限、QT 离散度、ST 段和 T 波异常等多种诊断信息。

1.室性期前收缩

80%~90% 的急性期心肌梗死患者可记录到室性期前收缩,与残余缺血、冠脉狭窄程度、左心室受累程度及与距心肌梗死时间有关。室性期前收缩可能会通过触发或折返机制诱发心室颤动而导致 SCD。Sajadieh 等也发现 55 岁以上正常人,多次发生的单个室性期前收缩,也是发生复杂室性期前收缩及各种原因死亡和急性心肌梗死的预测因素。资料表明,对通常认为是无害的功能性室性期前收缩应重新认识,尤其是高龄患者,应给予积极而稳妥的诊疗措施。

2.QRS 时限

QRS 时限延长可能继发于束支阻滞、异常传导(WPW 综合征或起搏心律)、左室肥厚及其他传导系统疾病。在一般患者中,QRS 时限是强的心血管病死亡

独立预测因素。QRS 时限每增加 10 毫秒,心血管疾病死亡率增加 18%。在 ST 段抬高的心肌梗死患者中 QRS 时限对于 ST 抬高型心肌梗死是强烈的预测因子。因此,指南建议有既往心肌梗死病史、左室射血分数≤30% 及 QRS 时限 >120 毫秒者应置入植入式心脏除颤器(ICD)。

3.QT 间期及离散度

55～68 岁 SCD 者猝死与 QT 间期程度相关,男性>450 毫秒,女性>470 毫秒是独立的预测 SCD 指标,超过 2/3 的猝死者有明显的 QT 间期延长。校正后的 QT>500 毫秒常导致严重致死性的室性心律失常。部分 QT 延长患者应用 β 受体阻滞剂有效,可能是复极离散及室性期前收缩期后除极减轻的结果。短 QT 综合征患者心房、心室有效不应期缩短,其 QT 间期不受心率影响,现在认为与基因和离子通道有关。患者易发生室性心律失常,常伴心房颤动家族史。此类患者应置入 ICD,同时辅以奎尼丁治疗。

QT 离散度是测定 8 个 QRS 波群的 QT 间期,最长 QT 和最短 QT 的差值,即 QTD。心脏复极时存在放射性离散及空间性离散,离散增加可诱发致命性心律失常。一般认为,QTD 基础值 40～60 毫秒,100 毫秒以上或超过基础值 1 倍则是风险信号。对 QT 离散度判断 SCD 风险分层尚存在争议,一些存在高危因素的患者 QTD 明显增大,原因可能与心率快慢,T 波形态异常或是 QT 延长所致。

(二)运动试验

运动试验广泛应用于室性心律失常患者的临床评价,包括:①临床表现,如年龄、性别及心肌缺血导致的症状等方面高度疑诊冠心病;②同时合并室性心动过速的成年患者;③已知或者疑诊由运动所诱发者,如儿茶酚胺依赖型室性心动过速及已经确定室性心律失常系由运动诱发。但是对于中老年、没有冠心病证据的特发性室性期前收缩患者或年龄、性别、症状判断冠心病可能性低的室性心律失常患者不推荐行运动试验,有运动试验禁忌证的患者不能应用。冠心病或心肌病患者,运动中或运动后频发室性期前收缩与高危严重心血管事件发生相关,但对 SCD 无特异性。运动诱发的室性期前收缩见于正常人,除非与心肌缺血或持续室性心动过速相关,否则无须治疗。除 β 受体阻滞剂外,没有其他抗心律失常药物可以减少运动诱发室性期前收缩患者猝死发生率的证据。同静息时存在室性期前收缩患者相比,运动诱发室性期前收缩患者 12 个月死亡率增加 3 倍,诱发单个室性期前收缩或室性心动过速的患者生存率低于诱发单个室性期前收缩的患者。因此,运动试验可对这些患者预后进行评估。

(三)动态心电图检查

动态心电图有助于确定心律失常的诊断,发现 QT 间期变化,T 波交替或 ST 改变,并可评价风险和判断治疗疗效。患者的症状(如晕厥)是否与一过性室性心律失常的发作相关,均应进行长时间事件记录。但是有些严重心律失常发作频率低,现有的体外心电装置不易捕捉心律失常事件,一些无症状性心律失常也不易评价。近年来出现的主要用于晕厥诊断的置入式环路记录仪(ILR)在此领域有其独特优势。ACC/AHA/ESC 关于应用动态心电图监测指南及 ESC 关于晕厥患者处理指南中指出:如果怀疑与心律失常相关的一些症状(如晕厥)发作不频繁,应用常规检测手段难以建立症状-心律之间的联系时,置入 ILR 具有一定诊断价值。与心律失常相关的晕厥表现:晕厥突然出现,且几乎不伴有前驱症状;伴有短暂的意识丧失,在症状发生数秒或数分钟后,意识可完全恢复正常。为保证诊断的阳性率,过去 1 年中有 2 次以上的晕厥发生。

(四)心脏自主神经功能检查

检查主要包括 T 波交替、信号平均心电网(SAECG)、心室晚电位及心率变异(HRV)等。

(五)左心室功能和影像学检查

检查包括超声心动图、核素心肌灌注显像检查(SPECT)及 MRI 和多排 CT 检查等。对于所有可疑器质性心脏病的室性心律失常患者或者具有高室性心律失常风险的器质性心脏病患者均应进行超声心动图检查。无论男性或女性患者,心力衰竭均显著增加猝死和全因死亡率。心力衰竭患者 SCD 发生率是普通人群的 6～9 倍。减低的左室射血分数是全因死亡率和 SCD 独立的、最强的风险因子,心肌梗死后左心室功能不全的患者与心衰人群的相似。超声心动图和心电图检查证实左心室肥厚都具有独立的预测价值,两项检查同时提示左心室肥厚时风险性较其中单项异常者更大。SPECT 主要适用于疑诊冠心病的室性心律失常患者。常规心电图检查不能确定心肌缺血与室性心律失常的关系时,尤其是无法进行普通运动试验时,配合药物应激试验可以增加对运动受限或运动相关性高室性心律失常和猝死风险患者的诊断。在心脏超声检查不能准确评估左心室、右心室的结构或功能改变的情况下,使用 MRI 和多排 CT 检查不但能够测定心脏结构和心室功能,而且还能提供是否存在室壁结构异常或者冠脉解剖的信息。

四、SCD 的预防

已经证实,医院外发生 SCD 者多数是由心室颤动引起的。大部分患者先出现室性心动过速,持续恶化发生心室颤动。因为心室颤动自行转复非常少见。因此,决定心室颤动患者生存最重要的因素是从心室颤动发生至得到除颤治疗和使用急症药物干预的时间。医院外心脏停搏的总病死率很高,大约 95% 的患者在到达医院或接受急症救助之前死亡。主要是由于不能得到及时有效的除颤治疗。如果从第一时间内启动干预措施,存活率可高达 90%。除了积极治疗冠心病等基础心脏病以外,近十几年来临床试验的结果充分证明埋藏式心律转复除颤器(ICD)治疗是预防 SCD 最有效的方法。ICD 治疗能在十几秒内自动识别心室颤动和电击除颤,成功率几乎达到 100%。

(一)SCD 的二级预防

SCD 的二级预防主要是针对 SCD 的幸存者,防止其再次发生 SCD。近年来研究显示,ICD 治疗能明显降低 SCD 高危患者的病死率,是目前防止 SCD 的最有效方法。ICD 治疗二级预防临床研究包括 AVID 试验、CASH 试验和 CIDS 试验。20 世纪 90 年代末进行的 AVID 是第一个关于猝死的大规模多中心、随机性、前瞻性研究。其目的是比较心室颤动或只有血流动力学改变的顽固性室性心动过速患者应用 ICD 与应用抗心律失常药物(胺碘酮或索他洛尔)相比,是否可降低总病死率。研究平均随访(18.2±12.2)个月,结果显示,ICD 治疗与抗心律失常药物比较,ICD 治疗可降低病死率,提高生存率。对于心室颤动复苏者或持续性心动过速伴有症状和血流动力学障碍的患者,与传统的药物治疗相比,ICD 治疗使 SCD 患者 1 年,2 年的病死率分别下降 38% 和 25%。这三大试验荟萃分析结果是,ICD 治疗和抗心律失常药比较,ICD 治疗后患者总死亡率减少 27%,心律失常患者死亡率减少 51%。无论是在中度危险因素人群,还是存在左室射血分数(LVEF)低或重度心力衰竭的患者,ICD 治疗都显示了优于抗心律失常药物的效果。

另外,其他临床试验,如 CASH、CIDS、MUSTT 等均证明,ICD 治疗与抗心律失常药物相比,可明显降低病死率。因此,对于致命性室性心律失常患者进行 ICD 治疗二级预防明显优于抗心律失常药物,应作为治疗的首选。

(二)SCD 的一级预防

SCD 的一级预防主要是指对未发生过但可能发生 SCD 的高危患者采取不同的措施以预防 SCD 的发生。由于大部分的 SCD 发生于冠心病患者。因此,针

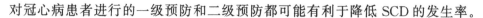

对冠心病患者进行的一级预防和二级预防都可能有利于降低 SCD 的发生率。

1.风险因素的预防

风险因素的预防包括高血压、高脂血症、糖尿病的规范化治疗,改变不良生活方式及不健康饮食习惯,戒烟限酒,控制体重及规律运动等,以期降低患者发生冠心病的风险,从而减少发生 SCD 的可能。

2.药物治疗

目前,已有多种药物显示出在冠心病 SCD 的一级预防中的益处。如 β 受体阻滞剂、血管紧张素转换酶抑制剂及他汀类药物。但是只有 β 受体阻滞剂对心律失常及猝死的预防作用在多项大样本临床随机对照试验中得到证实,并被推荐为室性心律失常一级预防的首选药物。β 受体阻滞剂不但可降低心肌梗死后的猝死发生率,还可明显降低慢性稳定性心力衰竭患者的猝死率及总病死率,而且对缺血性及非缺血性心力衰竭均有益处。血管紧张素转换酶抑制剂可明显降低近期急性心肌梗死患者的总死亡、心血管死亡及 SCD 的发生率。但抗心律失常药物中,CAST 试验已证明Ⅰc类抗心律失常药物可增加心源性猝死的发生率。CHF-STAT 试验显示胺碘酮仅在抑制室性心律失常上有一定作用,而总死亡率及 SCD 发生率与安慰剂组并无明显差异。

3.冠状动脉血运重建

冠状动脉血运重建包括介入治疗(PCI)或冠状动脉旁路移植术。冠状动脉血运重建能够解除冠状动脉的狭窄,恢复缺血心肌的血液供应,可降低冠心病患者 SCD 的风险。对急性心肌梗死患者进行急诊救治(溶栓、急诊 PCI 或急诊冠状动脉旁路移植术)有利于减少心肌坏死面积,改善心室重构,从而减少严重心律失常的发生,降低 SCD 的发生率。

4.ICD

ICD 治疗能够终止危及生命的室性快速型心律失常,适用于恶性心律失常的高危人群。各种研究猝死的一级预防大规模临床试验已经证实,高危 SCD 患者可从 ICD 治疗中获益,包括与冠心病心肌梗死高危患者有关的 MADIT 试验、MUSTT 试验及 MAlDIT-Ⅱ试验等。MADIT 试验和 MADIT-Ⅱ试验证实,与传统药物治疗相比,ICD 治疗能够降低缺血性心脏病患者(包括心肌梗死后患者)总病死率,无论患者是否存在室性心动过速。而这种总病死率上的获益主要由于 ICD 治疗降低了 SCD 的发生。美国和欧洲心脏学会(ACC/AHA/ESC)因此修改了 SCD 风险患者的临床处理指南,建议对左室射血分数降低的心肌梗死后患者预防性置入 ICD。

研究显示,近一半的心力衰竭患者死于心律失常。因此,ICD 治疗对心力衰竭患者非常重要。另外,部分肥厚型心肌病患者也会由于心律失常而发生猝死,同样可以从置入 ICD 中获益。这些患者是否需要置入 ICD 主要依据风险分层及患者的整体状况和预后,最终结果因人而异。

五、ICD 置入适应证

ICD 置入指南放宽了缺血性及非缺血性心肌病患者的 ICD 治疗适应证,更加强调 ICD 治疗对 SCD 的一级预防作用,特别是 ICD 治疗对缺血性及非缺血性心肌病、左室射血分数(LVEF)≤35% 及中度心力衰竭患者的作用。在置入 ICD 前应进行独立的风险因素评估和风险分层,同时应充分考虑患者的治疗意愿。ICD 治疗一级预防中的 LVEF 标准以制定指南所依据临床试验的入选标准为基础。

《ICD 治疗指南》是通过参考大规模、多中心、前瞻性临床研究制定的。在适应证的描述上,Ⅰ类适应证是指应该置入 ICD 的情况。Ⅱb 类适应证是指不建议置入,而Ⅲ类适应证指不应该置入。

(一)Ⅰ类适应证

(1)有器质性心脏病者无论血流动力学是否稳定,但有自发持续性室性心动过速。

(2)有晕厥史,电生理检查明确诱发血流动力学不稳定的持续性室性心动过速或心室颤动。

(3)心肌梗死 40 天后,左室射血分数≤35%,纽约心脏病协会(NYHA)Ⅱ或Ⅲ级。

(4)非缺血性扩张型心肌病,左室射血分数≤35%,NYHA Ⅱ或Ⅲ级。

(5)心肌梗死前有左室功能不全,心肌梗死 40 天后,左室射血分数 30%,NYHA Ⅰ级。

(6)心肌梗死后,左室射血分数≤40%,非持续性室性心动过速或电生理学检查诱发出心室颤动或持续性室性心动过速。

(二)Ⅱa 类适应证

(1)原因不明的晕厥,伴有显著左心室功能障碍的非缺血性扩张型心肌病。

(2)心室功能正常或接近正常的持续性室性心动过速。

(3)肥厚型心肌病,有一项以上的 SCD 主要风险因素。

(4)致心律失常性右心室发育不良/心肌病,有一项以上 SCD 主要风险因素。

（5）服用β受体阻滞剂期间发生晕厥和（或）室性心动过速的长 QT 综合征患者。

（6）在院外等待心脏移植的患者。

（7）有晕厥史的 Brugada 综合征患者。

（8）有明确室性心动过速记录但没有引起心脏骤停的 Brugada 综合征患者。

（9）儿茶酚胺敏感性室性心动过速，服用β受体阻滞剂后仍出现晕厥和（或）室性心动过速。

（10）心脏结节病、巨细胞性心肌炎或 Chagas 病。

整合有 ICD 和心脏再同步化治疗（CRT）功能的 CRT-D 应用指征随着新试验结果的公布不断得以更新。CRT-D 应用原理基于充血性心力衰竭患者的猝死发生率很高。《心力衰竭诊断和治疗指南》提升了 CRT-D 的应用地位，将其列为Ⅰ类适应证，不再要求患者满足 CRT 治疗适应证的同时必须满足 ICD 应用Ⅰ类适应证。CRT-D 置入适应证如下。

Ⅰ类适应证：①NYHAⅢ级或非卧床的Ⅳ级心力衰竭患者。②在最佳药物治疗基础上，LVEF≤35％者。③QRS 时限≥120 毫秒，尤其是呈左束支阻滞图形者。④窦性心律者。以上患者应接受有或无 ICD 功能的 CRT 治疗。

Ⅱa 类适应证：①NYHA 心功能Ⅲ级或非卧床的Ⅳ级心力衰竭患者。②在最佳药物治疗基础≤35％者。③QRS 时限≥120 毫秒者。④心房颤动患者。以上患者建议接受有或无 ICD 功能的 CRT 治疗。

第四章　呼吸系统重症

第一节　慢性支气管炎急性发作

一、概述

慢性支气管炎(简称慢支)是指气管、支气管黏膜及其周围组织的慢性非特异性炎症。临床上表现为因感染、过敏及其他理化因素刺激导致的咳嗽、咳痰或伴有喘息的症状,以及反复发作的慢性过程。它是一种严重危害人民健康的常见病,尤以老年人多见。按病情进展分为3期:急性发作期、慢性迁延期、临床缓解期。

二、致病微生物

感染与慢支的发生、发展关系密切,但尚无足够证据说明感染是慢支的首发病因,一般认为感染是慢支加剧病变发展的重要因素。主要致病微生物为病毒和细菌。病毒包括鼻病毒、流感病毒、副流感病毒、腺病毒和呼吸道合胞病毒等。常见细菌有肺炎链球菌、流感嗜血杆菌、甲型链球菌和奈瑟菌。病毒感染所造成的呼吸道上皮损伤有利于细菌的继发感染,引起本病的发生和发作。慢性阻塞性肺疾病与慢支密切相关,当慢支患者出现不可逆的气流受限时可诊断为慢性阻塞性肺疾病。对于慢性阻塞性肺疾病急性加重期,轻度(无须住院)患者主要的致病菌为流感嗜血杆菌、肺炎链球菌、卡他莫拉菌、衣原体、病毒;对于中度至重度(需要住院)的患者,除上述致病菌外,常有肠杆菌属(肺炎克雷伯杆菌、大肠埃希菌、变形杆菌等)、铜绿假单胞菌。

三、临床表现

慢支多见于中年以上,起病多潜隐缓慢,也有少数患者于急性上呼吸道感染后症状迁延不愈而起病。病程漫长,反复急性发作,逐渐加重。主要症状为慢性咳嗽、咳痰,部分患者可有喘息。长期、反复、逐渐加重的咳嗽是慢支的一个主要特点。疾病初起时咳嗽呈间歇性,尤其是清晨醒后较剧;随着病情的发展,每天早晚或整日均可有咳嗽。痰一般为白色黏液或浆液泡沫状痰,合并感染急性发作时,痰液转为黏液脓性或黄色脓痰,且咳嗽加重,痰量随之明显增多,偶带血。可有微热与全身不适。部分患者有支气管痉挛,可引起喘息,常伴哮鸣音,早期常无气短;反复发作,并发慢性阻塞性肺疾病时,可伴有轻重程度不等的气短。本病早期多无异常体征。在急性发作期多在背部及肺底部闻及散在干、湿啰音,咳嗽后可减少或消失,啰音多少和部位不固定。喘息型慢支发作时可听到广泛的哮鸣音。并发肺气肿者可有肺气肿体征。出现气流受限而发生慢性阻塞性肺疾病者听诊呼气期延长,一般气道阻塞越严重,呼气期越长。

四、实验室及辅助检查

(一)X线检查

慢支早期X线检查结果往往呈阴性。随病变进展,支气管壁增厚,细支气管或肺泡间质炎性细胞浸润或纤维化,可见两肺纹理增粗,呈网状或条索状、斑点状阴影,或出现双轨影和袖套征,以双下肺野较明显。这些征象不是特异性的,且与临床症状不尽一致。并发肺气肿时,可见两肺透过度增加,两膈低平。

(二)呼吸功能检查

慢支早期呼吸功能检查无异常。如有小气道阻塞时,最大呼气流速-容量曲线(MEFV曲线)在75%和50%容量时流量明显降低,闭合气量和闭合容量明显增高。随病情进展,出现典型慢性阻塞性肺疾病肺功能变化及弥散功能减低等。

(三)血液检查

慢支急性发作期可见白细胞计数及中性粒细胞增多。喘息型慢支患者可见嗜酸性粒细胞增多。

(四)痰液检查

痰涂片及培养可见肺炎链球菌、流感嗜血杆菌、甲型链球菌和奈瑟球菌等。近年来革兰氏阴性菌感染有明显增多趋势,特别是多见于院内感染的老年患者。痰涂片中可见大量中性粒细胞,喘息型慢支者可见较多的嗜酸性粒细胞。

五、诊断与鉴别诊断

(一)诊断依据

诊断主要依据病史和症状。根据咳嗽、咳痰或伴喘息,每年发病持续 3 个月并连续 2 年以上,排除其他心、肺疾病(如肺结核、尘肺、支气管哮喘、支气管扩张症、肺癌、肺脓肿、心功能不全等)之后,即可做出慢支诊断。如每年发病持续时间虽不足 3 个月,但有明确的客观检查依据(如 X 线检查)支持,亦可诊断。患者在 1 周内出现脓性或黏液脓性痰,痰量明显增加,或伴有发热、白细胞计数增高等炎症表现可诊断慢支急性发作。

(二)鉴别诊断

1.支气管哮喘

常于早年突然发病(通常在儿童期),一般无慢性咳嗽、咳痰史,喘息呈发作性,发作时两肺满布哮鸣音,缓解期可毫无症状,常有个人或家族变应性疾病史。与单纯型慢支易于鉴别。但支气管哮喘在发展到具有不可逆性气道狭窄后难与喘息型慢支相鉴别,故有人认为喘息型慢支就是慢支合并哮喘,二者无须再鉴别,且此二者治疗上有很多相同之处。咳嗽变异型支气管哮喘与慢支的鉴别点:前者多为阵发性干咳、无痰、夜间症状较重,X 线胸片无异常改变,支气管激发试验阳性。

2.支气管扩张症

湿性支气管扩张症也有慢性反复咳嗽、咳痰,但痰量常较慢支多,多为脓性痰,合并感染时可有发热、大量脓痰,常反复咯血。肺部听诊为与病灶位置相吻合的固定性粗湿啰音。病程长者可见消瘦、杵状指(趾)。严重者 X 线检查可见卷发状或蜂窝状病变,受累肺叶常见容积缩小,易合并肺炎,胸部高分辨率薄层 CT 多可以明确诊断。

3.肺结核

所有年龄均可发病,活动性肺结核患者多有发热、乏力、盗汗、消瘦、咯血、精神萎靡、食欲减退等结核中毒症状,支气管内膜结核表现为阵发性刺激性咳嗽,有时很难制止,常有哮鸣音,痰中带血,经痰结核菌检查及胸部影像学、支气管镜检查可明确诊断。

4.间质性肺疾病

该病临床表现无特异性,需详细询问病史和职业史,早期可只有咳嗽、咳痰,偶感气短。部分患者肺部听诊可闻及 Velero 啰音,出现杵状指,肺功能呈限制性通气功能障碍,动脉血氧分压降低;X 线检查和胸部 CT 可见间质性结节影和(或)间质性网格影等,均有助于鉴别。

5.癌性淋巴管炎

肺癌起病隐袭,发病也多在中年以上,早期没有特异性临床表现,患者可有慢性吸烟史,可有吼哮样刺激性咳嗽,常持续咯血痰,色鲜红或带褐红色,典型影像学改变为串珠样。对已明确诊断为慢支的患者,如咳嗽性质发生改变,或胸部 X 线检查发现有块状阴影或结节状阴影,或经抗感染治疗后阴影未完全消散,应提高警惕,进一步行胸部 CT、纤维支气管镜、痰脱落细胞学检查等明确诊断。

6.充血性心力衰竭

患者多有器质性心脏病史,如冠心病、心肌病、心脏瓣膜病等,可表现为气急、咳嗽、咳痰、咯血,甚至发病甚急的喘息,伴咳粉红色泡沫状痰。听诊肺基底部可闻及细啰音,胸部 X 线片示心脏扩大、肺水肿,肺功能测定示限制性通气功能障碍。心脏超声左室射线分数减低及无其他原因解释的心房钠尿肽(BNP)升高可作为诊断依据。

六、治疗

(一)治疗原则

慢支急性发作期主要以减少呼吸功、减轻气道炎症、降低下呼吸道细菌负荷和治疗可能伴随的低氧血症等措施解除症状,预防一过性肺功能损害加重,促进康复。

(1)伴痰量增加、脓性痰和气急加重等提示可能存在细菌感染的患者,可应用抗菌药物。

(2)应选用能覆盖流感嗜血杆菌、肺炎链球菌、卡他莫拉菌、肺炎支原体、肺炎衣原体及肺炎克雷伯菌等革兰氏阴性杆菌的抗菌药物。肺功能严重受损患者,应覆盖铜绿假单胞菌、鲍曼不动杆菌等非发酵菌,尤其是长期间断不规范应用抗菌药物患者。长期广谱抗菌药物和糖皮质激素应用患者,应警惕曲霉菌感染。

(3)对疗效不佳的患者可根据痰液培养和药敏试验结果调整用药。

(4)轻症患者给予口服药,病情较重者可用注射剂。

(二)一般治疗

消除诱发因素,避免烟雾、粉尘及刺激性气体对气道的影响,吸烟者须戒烟,气候骤变及寒冷季节注意保暖,适当休息,清淡饮食,必要时吸氧,注意痰液引流,保持气道通畅等。

(三)药物治疗

急性发作期的治疗以控制感染、止咳祛痰、解痉平喘、雾化治疗等为主。

1.抗菌药物

抗生素的选择一般根据临床经验和本地区或本病区病原菌耐药性流行病学监测结果,同时积极进行痰病原菌培养和药敏试验。常用药物有青霉素类、大环内酯类、氟喹诺酮类和头孢菌素类等抗生素。见表 4-1。

表 4-1 慢支急性发作的病原治疗

病原	宜选药物	可选药物	备注
流感嗜血杆菌	氨苄西林、阿莫西林	复方磺胺甲噁唑,第一、第二代口服头孢菌素,氟喹诺酮类	10%~40%菌株产酶
肺炎链球菌	青霉素	阿莫西林、氨苄西林	青霉素耐药率(中介及耐药)在 10%~40%
青霉素敏感	第三代头孢菌素	氟喹诺酮类	
青霉素中介及耐药			
卡他莫拉菌	复方磺胺甲噁唑,第一、第二代口服头孢菌素	氟喹诺酮类,阿莫西林、氨苄西林	约 90%菌株产酶
肺炎支原体	大环内酯类	多西环素,氟喹诺酮类	
肺炎衣原体	大环内酯类	多西环素,氟喹诺酮类	
肺炎克雷伯菌等肠菌科细菌	第二代或第三代头孢菌素	氟喹诺酮类	

2.止咳祛痰药

对急性发作期患者在抗感染治疗的同时可酌情选用溴己新、乙酰半胱氨酸、稀化黏素(桃金娘油)、盐酸氨溴索等。临床上经常使用复方止咳祛痰药,其成分不仅有止咳药、祛痰药,也适当加上支气管扩张剂或抗组胺药等,如复方甲氧那敏胶囊、复方可待因溶液、美敏伪麻溶液等。对于老年体弱无力咳痰或痰量多且黏稠者,应以祛痰为主,不宜选用强镇咳剂。

3.解痉平喘药

对于喘息型慢支者,常选用解痉平喘药。包括 β_2 受体激动剂(特布他林、沙丁胺醇、沙美特罗、福莫特罗)、抗胆碱能药物(异丙托溴铵、噻托溴铵)、茶碱类药物(氨茶碱、多索茶碱)。

4.雾化治疗

常选用祛痰药、支气管扩张药等进行雾化吸入治疗,以加强局部稀释痰液的作用。

(四)抗菌治疗评价与处理

经验性治疗48~72小时后应对病情和诊断进行评价。观察临床症状及体征并复查血常规、红细胞沉降率(ESR)、C反应蛋白(CRP)等炎性指标,只要上述指标好转,无论痰细菌学检查结果如何,一般均应维持原治疗方案不变。如经验性治疗72小时后症状无改善或炎性指标无下降,则应对临床资料进行分析,调整治疗方案,并进行相应的检查以明确病原学诊断,必要时考虑采用侵入性检查手段。对于重症患者强调早期有效抗菌药物治疗,初始治疗方案应覆盖最常见的前3~4位病原菌。

七、注意事项

慢支多见于中年以上患者,老年人居多,由于老年人组织器官呈生理性退行性变,免疫功能也逐渐减退,一旦罹患感染,在应用抗菌药物时需注意以下事项。

(1)老年人肾功能呈生理性减退,按一般常用量使用主要经肾排出的抗菌药物时,由于药物自肾排出减少,导致在体内积蓄,血药浓度增高,容易有药物不良反应的发生。因此老年患者,尤其是高龄患者使用主要自肾排出的抗菌药物时,应按轻度肾功能减退情况减量给药,可用正常治疗量的1/2~2/3或根据肌酐清除率给药。青霉素类、头孢菌素类和其他β-内酰胺类的大多数品种即属此类情况。

(2)老年患者宜选用毒性低并具杀菌作用的抗菌药物,青霉素类、头孢菌素类等β-内酰胺类为常用药物,毒性大的氨基糖苷类、万古霉素、去甲万古霉素等药物应尽可能避免应用,有明确应用指征时应在严密观察下慎用,同时应进行血药浓度监测,据此调整剂量,使给药方案个体化,以达到用药安全、有效的目的。

(3)抗菌治疗应规范,按每种药物的PK/PD特点并结合患者基础肝肾功能、合并用药情况制订合理用药方案,保证足剂量、足疗程用药。

第二节 重 症 哮 喘

支气管哮喘(简称哮喘)是常见的慢性呼吸道疾病之一,近年来其患病率在全球范围内有逐年增加的趋势,参照全球哮喘防治创议(GINA)和我国支气管哮喘防治指南,将定义重新修订为哮喘是由多种细胞包括气道的炎性细胞和结构细胞(如嗜酸性粒细胞、肥大细胞、T淋巴细胞、中性粒细胞、平滑肌细胞、气道上皮细胞等)及细胞组分参与的气道慢性炎症性疾病。这种慢性炎症导致气道高反应性,通常出现广泛多变的可逆性气流受限,并引起反复发作性的喘息、气急、胸闷或咳嗽等症状,常在夜间和(或)清晨发作、加剧,多数患者可自行缓解或经治疗缓解。如果哮喘急性发作,虽经积极吸入糖皮质激素(≤1 000 μg/d)和应用长效 $β_2$ 受体激动药或茶碱类药物治疗数小时,病情不缓解或继续恶化;或哮喘呈暴发性发作,哮喘发作后短时间内即进入危重状态,则称为重症哮喘。如病情不能得到有效控制,可迅速发展为呼吸衰竭而危及生命,故需住院治疗。

一、病因和发病机制

(一)病因

哮喘的病因还不十分清楚,目前认为同时受遗传因素和环境因素的双重影响。

(二)发病机制

哮喘的发病机制不完全清楚,可能是免疫-炎症反应、神经机制和气道高反应性及其之间的相互作用。重症哮喘目前已经基本明确的发病因素主要有以下几种。

1.诱发因素的持续存在

诱发因素的持续存在使机体持续地产生抗原-抗体反应,发生气道炎症、气道高反应性和支气管痉挛,在此基础上,支气管黏膜充血水肿、大量黏液分泌并形成黏液栓,阻塞气道。

2.呼吸道感染

细菌、病毒及支原体等的感染可引起支气管黏膜充血肿胀及分泌物增加,加重气道阻塞;某些微生物及其代谢产物还可以作为抗原引起免疫-炎症反应,使气道高反应性加重。

3.糖皮质激素使用不当

长期使用糖皮质激素常常伴有下丘脑-垂体-肾上腺皮质轴功能抑制,突然减量或停用,可造成体内糖皮质激素水平的突然降低,造成哮喘的恶化。

4.脱水、痰液黏稠、电解质紊乱

哮喘急性发作时,呼吸道丢失水分增加、多汗造成机体脱水,痰液黏稠不易咳出而阻塞大小气道,加重呼吸困难,同时由于低氧血症可使无氧酵解增加,酸性代谢产物增加,合并代谢性酸中毒,使病情进一步加重。

5.精神心理因素

许多学者提出心理社会因素通过对中枢神经、内分泌和免疫系统的作用而导致哮喘发作,是使支气管哮喘发病率和病死率升高的一个重要因素。

二、病理生理

重症哮喘的支气管黏膜充血水肿、分泌物增多甚至形成黏液栓及气道平滑肌的痉挛导致呼吸道阻力在吸气和呼气时均明显升高,小气道阻塞,肺泡过度充气,肺内残气量增加,加重吸气肌肉的负荷,降低肺的顺应性,内源性呼气末正压(PEEPi)增大,导致吸气功耗增大。小气道阻塞,肺泡过度充气,相应区域毛细血管的灌注减低,引起肺泡通气/血流(V/Q)比例的失调,患者常出现低氧血症,多数患者表现为过度通气,通常 $PaCO_2$ 降低,若 $PaCO_2$ 正常或升高,应警惕呼吸衰竭的可能性或是否已经发生了呼吸衰竭。重症哮喘患者,若气道阻塞不迅速解除,潮气量将进行性下降,最终将会发生呼吸衰竭。哮喘发作持续不缓解,也可能出现血液循环的紊乱。

三、临床表现

(一)症状

重症哮喘患者常出现极度严重的呼气性呼吸困难、被迫采取坐位或端坐呼吸,干咳或咳大量白色泡沫痰,不能讲话、紧张、焦虑、恐惧、大汗淋漓。

(二)体征

患者常出现呼吸浅快,呼吸频率＞30 次/分,可有三凹征,呼气期两肺满布哮鸣音,也可哮鸣音不出现,即所谓的"寂静胸",心率增快(＞120 次/分),可有血压下降,部分患者出现奇脉、胸腹反常运动、意识障碍,甚至昏迷。

四、实验室检查和其他检查

(一)痰液检查

哮喘患者痰涂片显微镜下可见到较多嗜酸性粒细胞和脱落的上皮细胞。

(二)呼吸功能检查

哮喘发作时,呼气流速指标均显著下降,第1秒钟用力呼气容积(FEV_1)、第1秒钟用力呼气容积占用力肺活量比值($FEV_1/FVC\%$,即1秒率)及呼气峰值流速(PEF)均减少。肺容量指标可见用力肺活量减少、残气量增加、功能残气量和肺总量增加,残气占肺总量百分比增高。大多数成人哮喘患者呼气峰值流速<50%预计值则提示重症发作,呼气峰值流速<33%预计值提示危重或致命性发作,需做血气分析检查以监测病情。

(三)血气分析

由于气道阻塞且通气分布不均,通气/血流比例失衡,大多数重症哮喘患者有低氧血症,$PaO_2<8.0$ kPa(60 mmHg),少数患者 $PaO_2<6.0$ kPa(45 mmHg),过度通气可使 $PaCO_2$ 降低,pH上升,表现为呼吸性碱中毒;若病情进一步发展,气道阻塞严重,可有缺氧及二氧化碳潴留,$PaCO_2$ 上升,血 pH 下降,出现呼吸性酸中毒;若缺氧明显,可合并代谢性酸中毒。$PaCO_2$ 正常往往是哮喘恶化的指标,高碳酸血症是哮喘危重的表现,需给予足够的重视。

(四)胸部 X 线检查

早期哮喘发作时可见两肺透亮度增强,呈过度充气状态,并发呼吸道感染时可见肺纹理增加及炎性浸润阴影。重症哮喘要注意气胸、纵隔气肿及肺不张等并发症的存在。

(五)心电图检查

重症哮喘患者心电图常表现为窦性心动过速、电轴右偏,偶见肺性 P 波。

五、诊断

(一)哮喘的诊断标准

(1)反复发作喘息、气急、胸闷或咳嗽,多与接触变应原、冷空气、物理性刺激、化学性刺激、病毒性上呼吸道感染及运动等有关。

(2)发作时双肺可闻及散在或弥漫性、以呼气相为主的哮鸣音,呼气相延长。

(3)临床症状和体征可经治疗缓解或自行缓解。

(4)除外其他疾病所引起的喘息、气急、胸闷和咳嗽。

(5)临床表现不典型者(如无明显喘息或体征),应至少具备以下1项试验阳性：①支气管激发试验或运动激发试验阳性。②支气管舒张试验阳性，第 1 秒用呼气容积增加≥12％，且第 1 秒用呼气容积增加绝对值≥200 mL。③呼气峰值流速日内（或 2 周）变异率≥20％。

符合（1）～（4）条或（4）～（5）条者，可以诊断为哮喘。

(二)哮喘的分期及分级

根据临床表现，哮喘可分为急性发作期、慢性持续期和临床缓解期。急性发作是指喘息、气促、咳嗽、胸闷等症状突然发生，或原有症状急剧加重，常有呼吸困难，以呼气流量降低为其特征，常因接触变应原、刺激物或呼吸道感染诱发。哮喘急性发作时病情严重程度可分为轻度、中度、重度、危重四级（表 4-2）。

表 4-2　哮喘急性发作时病情严重程度的分级

临床特点	轻度	中度	重度	危重
气短	步行、上楼时	稍事活动	休息时	
体位	可平卧	喜坐位	端坐呼吸	
谈话方式	连续成句	常有中断	仅能说出字和词	不能说话
精神状态	可有焦虑或尚安静	时有焦虑或烦躁	常有焦虑、烦躁	嗜睡、意识模糊
出汗	无	有	大汗淋漓	
呼吸频率（次/分）	轻度增加	增加	＞30	
辅助呼吸肌活动及三凹征	常无	可有	常有	胸腹矛盾运动
哮鸣音	散在，呼气末期	响亮、弥漫	响亮、弥漫	减弱甚至消失
脉率（次/分）	＜100	100～120	＞120	脉率变慢或不规则
奇脉（深吸气时收缩压下降，mmHg）	无，＜10	可有，10～25	常有，＞25	无
使用 β_2 受体激动药后呼气峰值流速占预计值或个人最佳值（％）	＞80％	60％～80％	＜60％或＜100 L/min或作用时间＜2 小时	
PaO_2（吸空气，mmHg）	正常	≥60	＜60	＜60
$PaCO_2$（mmHg）	＜45	≤45	＞45	＞45
SaO_2（吸空气，％）	＞95	91～95	≤90	≤90
pH				降低

注：（mmHg）×0.133＝(kPa)。

六、鉴别诊断

(一)左心衰竭引起的喘息样呼吸困难

(1)患者多有高血压、冠状动脉粥样硬化性心脏病、风湿性心脏病和二尖瓣狭窄等病史和体征。

(2)阵发性咳嗽,咳大量粉红色泡沫痰,两肺可闻及广泛的湿啰音和哮鸣音,左心界扩大,心率增快,心尖部可闻及奔马律。

(3)胸部 X 线检查及心电图检查符合左心病变。

(4)鉴别困难时,可雾化吸入 β_2 受体激动药或静脉注射氨茶碱缓解症状后,进一步检查,忌用肾上腺素或吗啡,以免造成危险。

(二)慢性阻塞性肺疾病

(1)中老年人多见,起病缓慢、病程较长,多有长期吸烟或接触有害气体的病史。

(2)慢性咳嗽、咳痰,晨间咳嗽明显,气短或呼吸困难逐渐加重。有肺气肿体征,两肺可闻及湿啰音。

(3)慢性阻塞性肺疾病急性加重期和哮喘区分有时十分困难,用支气管扩张药和口服或吸入激素做治疗性试验可能有所帮助。慢性阻塞性肺疾病也可与哮喘合并同时存在。

(三)上气道阻塞

(1)呼吸道异物者有异物吸入史。

(2)中央型支气管肺癌、气管支气管结核、复发性多软骨炎等气道疾病,多有相应的临床病史。

(3)上气道阻塞一般出现吸气性呼吸困难。

(4)胸部 X 线、CT、痰液细胞学或支气管镜检查有助于诊断。

(5)平喘药物治疗效果不佳。

此外,应和变态反应性肺浸润、自发性气胸等相鉴别。

七、急诊处理

哮喘急性发作的治疗取决于发作的严重程度及对治疗的反应。对于具有哮喘相关死亡高危因素的患者,应给予高度重视。高危患者包括:①曾经有过气管插管和机械通气的濒于致死性哮喘的病史。②在过去 1 年中因为哮喘而住院或看急诊。③正在使用或最近刚刚停用口服糖皮质激素。④目前未使用吸入性糖皮质激素。⑤过分依赖速效 β_2 受体激动药,特别是每月使用沙丁胺醇或其他等效药物超过 1 支的患者。⑥有心理疾病或社会心理问题,包括使用镇静药。⑦有对哮喘治疗不依从的历史。

(一)轻度和部分中度急性发作哮喘患者可在家庭中或社区中治疗

治疗措施主要为重复吸入速效 β_2 受体激动药,在第 1 小时每次吸入沙丁胺醇 $100\sim200\ \mu g$ 或特布他林 $250\sim500\ \mu g$,必要时每 20 分钟重复 1 次,随后根据治疗反应,轻度调整为 $3\sim4$ 小时再用 $2\sim4$ 喷,中度为 $1\sim2$ 小时用 $6\sim10$ 喷。如果对吸入性 β_2 受体激动药反应良好(呼吸困难显著缓解,呼气峰值流速占预计值$>80\%$或个人最佳值,且疗效维持 $3\sim4$ 小时),通常不需要使用其他药物。如果治疗反应不完全,尤其是在控制性治疗的基础上发生的急性发作,应尽早口服糖皮质激素(泼尼龙 $0.5\sim1\ mg/kg$ 或等效剂量的其他激素),必要时到医院就诊。

(二)部分中度和所有重度急性发作均应到急诊室或医院治疗

1.联合雾化吸入 β_2 受体激动药和抗胆碱能药物

β_2 受体激动药通过对气道平滑肌和肥大细胞等细胞膜表面的 β_2 受体的作用,舒张气道平滑肌、减少肥大细胞脱颗粒和介质的释放等,缓解哮喘症状。重症哮喘时应重复使用速效 β_2 受体激动药,推荐初始治疗时连续雾化给药,随后根据需要间断给药(6 次/天)。雾化吸入抗胆碱药物,如溴化异丙托品(常用剂量为 $50\sim125\ \mu g$,$3\sim4$ 次/天)、溴化氧托品等可阻断节后迷走神经传出支,通过降低迷走神经张力而舒张支气管,与 β_2 受体激动药联合使用具有协同、互补作用,能够取得更好的支气管舒张作用。

2.静脉使用糖皮质激素

糖皮质激素是最有效的控制气道炎症的药物,重度哮喘发作时应尽早静脉使用糖皮质激素,特别是对吸入速效 β_2 受体激动药初始治疗反应不完全或疗效不能维持者。如静脉给予琥珀酸氢化可的松($400\sim1\ 000\ mg/d$)或甲泼尼龙($80\sim160\ mg/d$),待病情得到控制和缓解后,改为口服给药(如静脉使用激素 $2\sim3$ 天,继之以口服激素 $3\sim5$ 天),静脉给药和口服给药的序贯疗法有可能减少激素用量和不良反应。

3.静脉使用茶碱类药物

茶碱具有舒张支气管平滑肌作用,并具有强心、利尿、扩张冠状动脉、兴奋呼吸中枢和呼吸肌等作用。临床上在治疗重症哮喘时静脉使用茶碱作为症状缓解药,静脉注射氨茶碱[首次剂量为 $4\sim6$ mg/kg,注射速度不宜超过 0.25 mg/(kg·min),静脉滴注维持剂量为 $0.6\sim0.8$ mg/(kg·h)],茶碱可引起心律失常、血压下降,甚至死亡,其有效、安全的血药浓度范围应在 $6\sim15$ μg/mL,在有条件的情况下应监测其血药浓度,及时调整浓度和滴速。发热、妊娠、抗结核治疗可以降低茶碱的血药浓度;而肝脏疾病、充血性心力衰竭及合用西咪替丁(甲氰咪胍)、喹诺酮类、大环内酯类药物等可影响茶碱代谢而使其排泄减慢,增加茶碱的毒性作用,应引起重视,并酌情调整剂量。

4.静脉使用 β_2 受体激动药

平喘作用较为迅速,但因全身不良反应的发生率较高,国内较少使用。

5.氧疗

需使 $SaO_2\geqslant90\%$,吸氧浓度一般在 30% 左右,必要时增加至 50%,如有严重的呼吸性酸中毒和肺性脑病,吸氧浓度应控制在 30% 以下。

6.气管插管机械通气

重度和危重哮喘急性发作经过氧疗、全身应用糖皮质激素、β_2 受体激动药等治疗,临床症状和肺功能无改善,甚至继续恶化,应及时给予机械通气治疗,其指征主要包括意识改变、呼吸肌疲劳、$PaCO_2\geqslant6.0$ kPa(45 mmHg)等。可先采用经鼻(面)罩无创机械通气,若无效应及早行气管插管机械通气。哮喘急性发作机械通气需要较高的吸气压,可使用适当水平的呼气末正压治疗。如果需要过高的气道峰压和平台压才能维持正常通气容积,可试用允许性高碳酸血症通气策略以减少呼吸机相关肺损伤。

第三节　急性呼吸衰竭

一、病因和发病机制

急性呼吸衰竭(acute respiratory failure,ARF),是指患者既往无呼吸系统疾病,由于突发因素,在数秒或数小时内迅速发生呼吸抑制或呼吸功能突然衰竭,在海平面大气压、静息状态下呼吸空气时,由于通气和(或)换气功能障碍,导致缺氧伴或不伴二氧化碳潴留,产生一系列病理生理改变的紧急综合征。

病情危重时,因机体难以得到代偿,如不及时诊断,尽早抢救,会发生多器官功能损害,乃至危及生命。必须注意在实际临床工作中,经常会遇到在慢性呼吸衰竭的基础上,由于某些诱发因素而发生急性呼吸衰竭。

(一)急性呼吸衰竭分类

一般呼吸衰竭分为通气和换气功能衰竭两大类,亦有人分为三大类,即再加上混合型呼吸衰竭。其标准如下。

换气功能衰竭(Ⅰ型呼吸衰竭)以低氧血症为主,$PaO_2 < 8.0$ kPa(60 mmHg),$PaCO_2 < 6.7$ kPa(50 mmHg),$P_{(A-a)}O_2 > 3.3$ kPa(25 mmHg),$PaO_2/PaO_2 < 0.6$。

通气功能衰竭(Ⅱ型呼吸衰竭)以高碳酸血症为主,$PaCO_2 > 6.7$ kPa(50 mmHg),PaO_2 正常,$P_{(A-a)}O_2 < 3.3$ kPa(25 mmHg),$PaO_2/PaO_2 > 0.6$。

混合型呼吸衰竭(Ⅲ型呼吸衰竭):$PaCO_2 < 8.0$ kPa(60 mmHg),$PaCO_2 > 6.7$ kPa(50 mmHg),$P_{(A-a)}O_2 > 3.3$ kPa(25 mmHg)。

急性肺损伤和急性呼吸窘迫综合征属于Ⅰ型呼吸衰竭。

(二)急性呼吸衰竭的病因

可以引起急性呼吸衰竭的疾病很多,多数是呼吸系统的疾病。

1.各种导致气道阻塞的疾病

急性病毒感染和细菌感染或烧伤等理化因子所引起的黏膜充血、水肿,造成上呼吸道(指隆突以上至鼻的呼吸道)急性梗阻。异物阻塞也可以引起急性呼吸衰竭。

2.引起肺实质病变的疾病

感染性因子引起的肺炎为此类常见疾病,误吸胃内容物、淹溺或化学毒性物质及某些药物、高浓度长时间吸氧也可引起吸入性肺损伤而发生急性呼吸衰竭。

3.肺水肿

(1)各种严重心脏病、心力衰竭引起的心源性肺水肿。

(2)非心源性肺水肿,有人称之为通透性肺水肿,如急性高山病、复张性肺水肿。急性呼吸窘迫综合征(ARDS)为此种肺水肿的代表。此类疾病可造成严重低氧血症。

4.肺血管疾病

肺血栓栓塞是可引起急性呼吸衰竭的一种重要病因,还包括脂肪栓塞、气体栓塞等。

5.胸部疾病

如胸壁外伤、连枷胸、自发性气胸或创伤性气胸、大量胸腔积液等影响胸廓运动,从而导致通气减少或吸入气体分布不均,均有可能引起急性呼吸衰竭。

6.脑损伤

镇静药和对脑有毒性的药物,电解质平衡紊乱及酸、碱中毒,脑和脑膜感染,脑肿瘤,脑外伤等均可导致急性呼吸衰竭。

7.神经肌肉系统疾病

即便是气体交换的肺本身并无病变,因神经或肌肉系统疾病造成肺泡通气不足也可发生呼吸衰竭。如安眠药物或一氧化碳、有机磷等中毒,颈椎骨折损伤脊髓等可直接或间接抑制呼吸中枢。也可因多发性神经炎、脊髓灰质炎等周围神经性病变,多发性肌炎、重症肌无力等肌肉系统疾病,造成肺泡通气不足而呼吸衰竭。

8.睡眠呼吸障碍

睡眠呼吸障碍表现为睡眠中呼吸暂停,频繁发生并且暂停时间显著延长,可引起肺泡通气量降低,导致缺氧和二氧化碳潴留。

二、病理生理

(一)肺泡通气不足

正常成人在静息时有效通气量约为 4 L/min,若单位时间内到达肺泡的新鲜空气量减少到正常值以下,则为肺泡通气不足。

由于每分钟肺泡通气量（VA）的下降,引起缺氧和二氧化碳潴留,PaO_2 下降,$PaCO_2$ 升高。同时,根据肺泡气公式:$PaO_2 = (PB - PH_2O) \cdot FiO_2 - PaCO_2/R$（$PaO_2$,PB 和 PH_2O 分别表示肺泡气氧分压、大气压和水蒸气压力,FiO_2 代表吸入氧气浓度,R 代表呼吸商）,由已测得的 $PaCO_2$ 值,就可推算出理论的肺泡气氧分压理论值。

通气功能障碍分为阻塞性和限制性功能障碍。阻塞性通气功能障碍多由气道炎症、黏膜充血水肿等因素引起的气道狭窄导致。由于气道阻力与管径大小呈负相关,故管径越小,阻力越大,肺泡通气量越小,此为阻塞性通气功能障碍缺氧和二氧化碳潴留的主要机制。而限制性通气功能障碍主要机制则是胸廓或肺的顺应性降低导致的肺泡通气量不足,进而导致缺氧或合并二氧化碳潴留。

(二)通气/血流灌流(V/Q)失调

肺泡的通气与其灌注周围的毛细血管血流的比例必须协调,才能保证有效的气体交换。正常肺泡每分通气量为 4 L,肺毛细血管血流量是 5 L,两者之比是 0.8。如肺泡通气量与血流量的比率>0.8,示肺泡灌注不足,形成无效腔,此种无效腔效应多见于肺泡通气功能正常或增加,而肺血流减少的疾病(如换气功能障碍或肺血管疾病等),临床以缺氧为主。肺泡通气量与血流量的比率<0.8,使肺动脉的混合静脉血未经充分氧合进入肺静脉,则形成肺内静脉样分流,多见于通气功能障碍,肺泡通气不足,临床以缺氧或伴二氧化碳潴留为主。通气/血流比例失调,是引起低氧血症最常见的病理生理学改变。

(三)肺内分流量增加(右到左的肺内分流)

在肺部疾病如肺水肿、急性呼吸窘迫综合征(ARDS)中,肺泡无气所致肺毛细血管混合静脉血未经气体交换,流入肺静脉引起右至左的分流增加。动-静脉分流使静脉血失去在肺泡内进行气体交换的机会,故 PaO_2 可明显降低,但不伴有 $PaCO_2$ 的升高,甚至因过度通气反而降低,至病程晚期才出现二氧化碳蓄积。另外用提高吸入氧气浓度的办法(氧疗)不能有效地纠正此种低氧血症。

(四)弥散功能障碍

肺在肺泡-毛细血管膜完成气体交换。它由 6 层组织构成,由内向外依次:肺泡表面活性物质、肺泡上皮细胞、肺泡上皮细胞基膜、肺间质、毛细血管内皮细胞基膜和毛细血管内皮细胞。弥散面积减少(肺气肿、肺实变、肺不张)和弥散膜增厚(肺间质纤维化、肺水肿)是引起弥散量降低的最常见原因。因氧的弥散能力仅为二氧化碳的 1/20,故弥散功能障碍只产生单纯缺氧。由于正常人肺泡毛细血管膜的面积大约为 70 m^2,相当于人体表面积的 40 倍,故人体弥散功能的储备巨大,虽是发生呼吸衰竭病理生理改变的原因之一,但常需与其他 3 种主要的病理生理学变化同时发生、参与作用使低氧血症出现。吸氧可使 PaO_2 升高,提高肺泡膜两侧的氧分压时,弥散量随之增加,可以改善低氧血症。

(五)氧耗量增加

氧耗量增加是加重缺氧的原因之一,发热、寒战、呼吸困难和抽搐均将增加氧耗量。寒战耗氧量可达 500 mL,健康者耗氧量为 250 mL/min。氧耗量增加,肺泡氧分压下降,健康者借助增加肺泡通气量代偿缺氧。氧耗量增加的通气功能障碍患者,肺泡氧分压得不到提高,故缺氧也难以缓解。

总之,不同的疾病发生呼吸衰竭的途径不完全相同,经常是一种以上的病理生理学改变的综合作用。

(六)缺氧、二氧化碳潴留对机体的影响

1.对中枢神经的影响

脑组织耗氧量占全身耗量的 1/5~1/4。中枢皮质神经元细胞对缺氧最为敏

感,缺氧程度和发生的急缓对中枢神经的影响也不同。如突然中断供氧,改吸纯氮20秒可出现深昏迷和全身抽搐。逐渐降低吸氧的浓度,症状出现缓慢,轻度缺氧可引起注意力不集中、智力减退、定向障碍;随缺氧加重,PaO_2 低于 6.7 kPa(50 mmHg)可致烦躁不安、意识恍惚、谵妄;低于 4.0 kPa(30 mmHg)时,会使意识消失、昏迷;低于 2.7 kPa(20 mmHg)则会发生不可逆转的脑细胞损伤。

二氧化碳潴留使脑脊液 H^+ 浓度增加,影响脑细胞代谢,降低脑细胞兴奋性,抑制皮质活动;随着二氧化碳的增加,对皮质下层刺激加强,引起皮质兴奋;若二氧化碳继续升高,皮质下层受抑制,使中枢神经处于麻醉状态。在出现麻醉前的患者,往往有失眠、精神兴奋、烦躁不安的先兆兴奋症状。

缺氧和二氧化碳潴留均会使脑血管扩张,血流阻力减小,血流量增加以代偿脑供氧不足。严重缺氧会发生脑细胞内水肿,血管通透性增加,引起脑间质水肿,导致颅内压增高,挤压脑组织,压迫血管,进而加重脑组织缺氧,形成恶性循环。

2.对心脏、循环的影响

缺氧可刺激心脏,使心率加快和心搏量增加,血压上升。冠状动脉血流量在缺氧时明显增加,心脏的血流量远超过脑和其他脏器。心肌对缺氧非常敏感,早期轻度缺氧即在心电图上有变化,急性严重缺氧可导致心室颤动或心脏骤停。缺氧和二氧化碳潴留均能引起肺动脉小血管收缩而增加肺循环阻力,导致肺动脉高压和增加右心负荷。

吸入气中二氧化碳浓度增加,可使心率加快,心搏量增加,使脑、冠状动脉舒张,皮下浅表毛细血管和静脉扩张,从而使脾和肌肉的血管收缩,再加上心搏量增加,故血压仍升高。

3.对呼吸影响

缺氧对呼吸的影响远较二氧化碳潴留的影响小。缺氧主要通过颈动脉窦和主动脉体化学感受器的反射作用刺激通气,如缺氧程度逐渐加重,这种反射将变迟钝。

二氧化碳是强有力的呼吸中枢兴奋剂,吸入二氧化碳浓度增加,通气量成倍增加,急性二氧化碳潴留出现深大快速的呼吸;但当吸入二氧化碳浓度超过12%时,通气量不再增加,呼吸中枢处于被抑制状态。而慢性高碳酸血症,并无通气量相应增加,反而有所下降,这与呼吸中枢反应性迟钝有关;通过肾脏对 HCO_3^- 再吸收和 H^+ 排出,使血 pH 无明显下降;还与患者气道阻力增加、肺组织损害严重、胸廓运动的通气功能减退有关。

4.对肝、肾和造血系统的影响

缺氧可直接或间接损害肝功能使谷丙转氨酶上升,但随着缺氧的纠正,肝功能逐渐恢复正常。动脉血氧降低时,肾血流量、肾小球滤过量、尿排出量和钠的排出量均有增加;但当 $PaO_2 < 5.3$ kPa(40 mmHg)时,肾血流量减少,肾功能受到抑制。

组织低氧分压可增加红细胞生成素促使红细胞增生。肾脏和肝脏产生一种酶,将血液中非活性红细胞生成素的前身物质激活成生成素,刺激骨髓引起继发性红细胞增多。有利于增加血液携氧量,但亦增加血液黏稠度,加重肺循环和右心负担。

轻度二氧化碳潴留会扩张肾血管,增加肾血流量,使尿量增加;当 $PaCO_2$ 超过 8.7 kPa(65 mmHg),血 pH 明显下降,则肾血管痉挛,血流减少,HCO_3^- 和 Na^+ 再吸收增加,使尿量减少。

5.对酸碱平衡和电解质的影响

严重缺氧可抑制细胞能量代谢的中间过程,如三羧酸循环、氧化磷酸化作用和有关酶的活动。这不但降低产生能量效率,还因产生乳酸和无机磷引起代谢性酸中毒。由于能量不足,体内离子转运的钠泵遭损害,使细胞内钾离子转移至血液,而 Na^+ 和 H^+ 进入细胞内,造成细胞内酸中毒和高钾血症。代谢性酸中毒产生的固定酸与缓冲系统中 HCO_3^- 起作用,产生碳酸,使组织二氧化碳分压增高。

pH 取决于 HCO_3^- 与碳酸的比值,前者靠肾脏调节(1~3 天),而碳酸调节靠肺(数小时)。健康人每天由肺排出碳酸达 15 000 mmol 之多,故急性呼吸衰竭二氧化碳潴留对 pH 影响十分迅速,往往与代谢性酸中毒同时存在时,因严重酸中毒引起血压下降,心律失常,乃至心脏停搏。而慢性呼吸衰竭因二氧化碳潴留发展缓慢,肾 HCO_3^- 排出减少,不致使 pH 明显降低。因血中主要阴离子 HCO_3^- 和 Cl^- 之和为一常数,当 HCO_3^- 增加,则 Cl^- 相应降低,产生低氯血症。

三、临床表现

因低氧血症和高碳酸血症所引起的症状和体征是急性呼吸衰竭时最主要的临床表现。由于造成呼吸衰竭的基础病因不同,因此各种基础疾病的临床表现自然十分重要,需要注意。

(一)呼吸困难

呼吸困难是呼吸衰竭最早出现的症状。可表现为频率、节律和幅度的改变。早期表现为呼吸困难,呼吸频率可增加,深大呼吸、鼻翼翕动,进而辅助呼吸肌肉运动增强(三凹征),呼吸节律紊乱,失去正常规则的节律。呼吸频率增加(30~

40 次/分）。中枢性呼吸衰竭,可使呼吸频率改变,如陈-施呼吸、比奥呼吸等。

(二)低氧血症

当动脉血氧饱和度＜90％,PaO_2＜6.7 kPa(50 mmHg)时,可在口唇或指甲出现发绀,这是缺氧的典型表现。但患者的发绀程度与体内血红蛋白含量、皮肤色素和心脏功能相关,所以发绀是一项可靠但不特异的诊断体征。因神经与心肌组织对缺氧均十分敏感,在机体出现低氧血症时常出现中枢神经系统和心血管系统功能异常的临床征象,如判断力障碍、运动功能失常、烦躁不安等中枢神经系统症状;缺氧严重时,可表现为谵妄、癫痫样抽搐、意志丧失以致昏迷或死亡。肺泡缺氧时,肺血管收缩,肺动脉压升高,使肺循环阻力增加,右心负荷增加,是低氧血症时血流动力学的一项重要变化。在心血管方面常表现为心率增快、血压升高;缺氧严重时,则可出现各种类型的心律失常,进而心率减慢,周围循环衰竭,甚至心搏停止。

(三)高碳酸血症

由于急性呼吸衰竭时,二氧化碳潴留进展很快,因此产生严重的中枢神经系统和心血管功能障碍。高碳酸血症出现中枢抑制之前可出现兴奋状态,如失眠,躁动,但禁忌给予镇静或安眠药。严重者可出现肺性脑病(“二氧化碳麻醉”),临床表现为头痛、反应迟钝、嗜睡,以至神志不清、昏迷。急性高碳酸血症主要通过降低脑脊液 pH 而抑制中枢神经系统的活动。扑翼样震颤也是二氧化碳潴留的一项体征。二氧化碳潴留引起的心血管系统的临床表现因血管扩张或收缩程度而异,如多汗、球结膜充血水肿、颈静脉充盈、周围血压下降等。

(四)其他重要脏器的功能障碍

严重的缺氧和二氧化碳潴留损伤肝、肾功能,出现血清转氨酶增高,碳酸酐酶活性增加,胃壁细胞分泌增多,出现消化道溃疡、出血。当 PaO_2＜5.3(40 mmHg)时,肾血流减少,肾功能抑制,尿中可出现蛋白、血细胞或管型,血液中尿素氮、肌酐含量增高。

(五)水、电解质和酸碱平衡的失调

严重低氧血症和高碳酸血症常有酸碱平衡的失调,如缺氧而通气过度可发生急性呼吸性碱中毒;急性二氧化碳潴留可表现为呼吸性酸中毒。严重缺氧时无氧代谢引起乳酸堆积,肾脏功能障碍使酸性物质不能排出体外,二者均可导致代谢性酸中毒。代谢性和呼吸性酸碱失衡又可同时存在,表现为混合性酸碱失衡。

酸碱平衡失调的同时,将会发生体液和电解质的代谢障碍。酸中毒时钾从细胞内逸出,导致高血钾,pH 每降低 0.1 血清钾大约升高 0.7 mmol/L。酸中毒时发生高血钾,如同时伴有肾衰竭(代谢性酸中毒),易发生致命性高钾血症。在诊断和处理急性呼吸衰竭时均应予以足够的重视。

又如当测得的 PaO_2 的下降明显超过理论上因肺泡通气不足所引起的结果时,则应考虑存着除肺泡通气不足以外的其他病理生理学变化,因在实际临床工作中,单纯因肺泡通气不足引起呼吸衰竭的情况并不多见。

四、诊断

一般说来,根据急、慢性呼吸衰竭基础病史,如胸部外伤或手术后、严重肺部感染或重症革兰氏阴性杆菌败血症等,结合其呼吸、循环和中枢神经系统的有关体征,及时做出呼吸衰竭的诊断是可能的。但对某些急性呼吸衰竭早期的患者或缺氧、二氧化碳潴留程度不十分严重时,单依据上述临床表现做出诊断有一定困难。动脉血气分析的结果直接提供动脉血氧和二氧化碳分压水平,可作为诊断呼吸衰竭的直接依据。而且,它还有助于我们了解呼吸衰竭的性质和程度,指导氧疗、呼吸兴奋剂的使用和机械通气参数的调节,以及在纠正电解质、酸碱平衡失调方面有重要价值,故血气分析在呼吸衰竭诊断和治疗中具有重要作用。

急性呼吸衰竭患者,只要动脉血气证实 $PaO_2 < 8.0$ kPa(60 mmHg),伴 $PaCO_2$ 正常或 < 4.7 kPa(35 mmHg),则诊断为 Ⅰ 型呼吸衰竭,若伴 $PaCO_2 > 6.7$ kPa(50 mmHg),即可诊断为 Ⅱ 型呼吸衰竭。若缺氧程度超过肺泡通气不足所致的高碳酸血症,则诊断为混合型或 Ⅲ 型呼吸衰竭。

应当强调的是,不但要诊断呼吸衰竭的存在与否,尚需要判断呼吸衰竭的性质,是急性呼吸衰竭还是慢性呼吸衰竭基础上的急性加重,更应当判别产生呼吸衰竭的病理生理学过程,明确为 Ⅰ 型或 Ⅱ 型呼吸衰竭,以利于采取恰当的抢救措施。

此外还应注意在诊治过程中,应当尽快祛除产生呼吸衰竭的基础病因,否则患者经氧疗或机械通气后因得到足够的通气量维持氧和二氧化碳分压在相对正常的水平后可再次发生呼吸衰竭。

五、治疗

急性呼吸衰竭是需要抢救的急症。对它的处理要求迅速、果断。数小时或更长时间的犹豫、观望或拖延,可以造成脑、肾、心、肝等重要脏器因严重缺氧发生不可逆性的损害。同时及时、适宜的抢救和处置才有可能为祛除或治疗诱发呼吸衰竭的基础病因争取到必要的时间。治疗措施集中在立即纠正低氧血症,行急诊插管或辅助通气和足够的循环支持。

(一)氧疗

通过鼻导管或面罩吸氧,提高肺泡氧分压,增加肺泡膜两侧氧分压差,增加氧弥散能力,以提高动脉氧分压和血氧饱和度,是纠正低氧血症的一种有效措施。氧疗作为一种治疗手段使用时,要选择适宜的吸入氧流量,应以脉搏血氧饱和度$>90\%$为标准,并了解机体对氧的摄取与代谢及它在体内的分布,注意可能产生的氧毒性作用。

由于高浓度($FiO_2>21\%$)氧的吸入可以使肺泡气氧分压提高。若因PaO_2降低造成低氧血症或因通气/血流失调引起的PaO_2下降,氧疗可以改善。氧疗可以治疗低氧血症,降低呼吸功和减少心血管系统低氧血症。

根据肺泡通气和PaO_2的关系曲线,在低肺泡通气量时,吸入低浓度的氧气,即可显著提高PaO_2,纠正缺氧。所以通气/血流比例失调的患者吸低浓度氧气就能纠正缺氧。

弥散功能障碍患者,因二氧化碳的弥散能力为氧弥散能力的20倍,需要更大的肺泡膜分压差才能增强氧的弥散能力,所以应吸入更高浓度的氧($35\%\sim45\%$)才能改善缺氧。

由肺内静脉分流增加的疾病导致的缺氧,因肺泡内充满水肿液,使肺泡萎陷,尤其是在肺炎症血流增多的患者中肺内分流更多,所以需要增加外源性呼气末正压(PEEP),才可使萎陷肺泡复张,增加功能残气量和气体交换面积,提高PaO_2、SaO_2,改善低氧血症。

(二)保持呼吸道通畅

进行各种呼吸支持治疗的首要条件是通畅呼吸道。呼吸道黏膜水肿、充血,以及胃内容物误吸或异物吸入都可使呼吸道梗阻。保证呼吸道的畅通才能保证正常通气,所以是急性呼吸衰竭处理的第一步。

1.开放呼吸道

首先要注意清除口咽部分泌物或胃内反流物,预防呕吐物反流至气管,使呼吸衰竭加重。口咽部护理和鼓励患者咳痰很重要,可用多孔导管经鼻孔或经口腔负压吸引法,清除口咽部潴留物。吸引前短时间给患者吸高浓度氧,吸引后立即重新通气。无论是直接吸引或是经人工气道吸引均需注意操作技术,管径应适当选择,尽量避免损伤气管黏膜,在气道内一次负压吸引时间不宜超过15秒,以免引起低氧血症、心律失常或肺不张等因负压吸引造成的并发症。此法亦能刺激咳嗽,有利于气道内痰液的咳出。对于痰多、黏稠难咳出者,要经常鼓励患者咳痰;多翻身拍背,协助痰液排出;给予祛痰药使痰液稀释。对于有严重排痰障碍者可考虑用纤维支气管镜吸痰。同时应重视无菌操作,使用一次性吸引管或更换灭菌后的吸引管。吸痰时可同时做深部痰培养以分离病原菌。

2.建立人工气道

当以上措施仍不能使呼吸道通畅时,则需建立人工气道。人工气道就是进行气管插管,即气体通过导管直接抵达下呼吸道,进入肺泡。其目的是为了解除上呼吸道梗阻,保护无正常咽喉反射患者不致误吸和进行充分有效的气管内吸引,以及为了提供机械通气时必要的通道。临床上常用的人工气道为气管插管和气管造口术后置入气管导管2种。

气管插管有经口和经鼻插管2种。前者借喉镜直视下经声门插入气管,容易成功,较为安全。后者分盲插或借喉镜、纤维支气管镜等的帮助,经鼻沿后鼻道插入气管。与经口插管比较,经鼻插管需要一定的技巧,但容易固定,负压吸引较为满意,与机械通气等装置衔接比较可靠,给患者带来的不适也较经口者轻,神志清醒患者常也能耐受。唯需注意勿压伤鼻翼组织或堵塞咽鼓管、鼻窦开口等,易造成急性中耳炎或鼻窦炎等并发症。

近年来,许多组织相容性较理想的高分子材料制成的导管与插管在临床应用,也有低压、大容量的密封气道用的气囊问世,鼻插管可保留的时间也在延长。具体对人工气道方法的选择,各单位常有不同意见,应当根据病情的需要、手术医师和护理条件的可能,以及人工气道的材料性能来考虑。肯定在3天(72小时)内可以拔管时,应选用鼻或口插管,需要超过3周时当行气管造口置入气管导管,留置3~21天的情况则当酌情灵活掌握。

使用人工气道后,气道的正常防御机制被破坏,细菌可直接进入下呼吸道;声门由于插管或因气流根本不通过声门而影响咳嗽动作的完成,不能正常排痰,必须依赖气管负压吸引来清除气道内的分泌物;由于不能发音,失去语言交流的功能,影响患者的心理精神状态;人工气道本身存在着可能发生的并发症。基于以上问题,因此人工气道的建立随是抢救急性呼吸衰竭所不可少的,也必须充分认识其弊端,慎重选择,尽力避免可能的并发症,及时撤管。

3.气道湿化

无论是经过患者自身气道或通过人工气道进行氧疗或机械通气,均必须充分注意到呼吸道黏膜的湿化。因为过分干燥的气体长期吸入将损伤呼吸道上皮细胞和支气管表面的黏液层,使黏膜纤毛清除能力下降,痰液不易咳出,发生肺不张,容易导致呼吸道或肺部感染。

保证患者足够的液体摄入是保持呼吸道湿化最有效的措施。目前,已有多种提供气道湿化用的湿化器或雾化器装置,可以直接使用或与机械通气机连接应用。

湿化是否充分最好的标志,是观察痰液是否容易咳出或吸出。应用湿化装置后应当记录每日通过湿化器消耗的液体量,以免湿化过量。

(三)改善二氧化碳的潴留

高碳酸血症主要是由于肺泡通气不足,只有增加通气量才能更好地排出二氧化碳,改善高碳酸血症。现多采用呼吸兴奋剂和机械通气支持,以改善通气功能。

1.呼吸兴奋剂的合理应用

呼吸兴奋剂能刺激呼吸中枢或周围化学感受器,增强呼吸驱动、呼吸频率、潮气量,改善通气,同时耗氧量和二氧化碳的产出也随之增加。故临床上应用呼吸兴奋剂时要严格掌握适应证。

常用的药物有尼可刹米(可拉明)和洛贝林,用量过大可引起不良反应,近年来在西方国家几乎被淘汰。取而代之的有多沙普仑,对外周化学感受器和延髓呼吸中枢均有作用,增加呼吸驱动和通气,对原发性肺泡低通气、肥胖低通气综合征有良好疗效,可防止慢性阻塞性肺疾病呼吸衰竭氧疗不当所致的二氧化碳麻醉。其治疗量和中毒量有较大差距故安全性大,一般用 $0.5 \sim 2$ mg/kg 静脉滴注,开始滴速 1.5 mg/min,以后酌情加快;其可致心律失常,长期用有肝毒性及并发消化性溃疡。阿米三嗪通过刺激颈动脉体和主动脉体的化学感受器兴奋呼吸,无中枢兴奋作用,通过对肺泡通气不良部位的血流重新分配而改善 PaO_2,阿米三嗪不用于哺乳期、孕妇和严重肝病者,也不主张长期应用以防止发生外周神经病变。

慢性阻塞性肺疾病合并意识障碍的呼吸衰竭患者 临床常见大多数慢性阻塞性肺疾病患者的呼吸衰竭与意识障碍程度呈正相关,患者意识障碍后自主翻身、咳痰动作、对呼吸兴奋剂的反应均迟钝,并易发生感染。

间质性肺疾病、肺水肿、ARDS 等疾病无气道阻塞但有呼吸中枢驱动增强,这种患者 PaO_2、$PaCO_2$ 常降低。由于患者呼吸功能已增强,故无应用呼吸兴奋剂的指征,且呼吸兴奋剂可加重呼吸性碱中毒的程度而影响组织获氧,故主要应给予氧疗。

慢性阻塞性肺疾病并发膈肌疲劳,无心功能不全和心律失常,心率≤100 次/分的呼吸衰竭可选用氨茶碱,其有舒张支气管、改善小气道通气、减少闭合气量、抑制炎性介质和增强膈肌、提高潮气量作用,已观察到血药浓度达 13 mg/L 时膈肌力量明显增强,且可加速膈肌疲劳的恢复。以上的氨茶碱综合作用使呼吸功减少、呼吸困难程度减轻,同时由于呼吸肌能力的提高对咳嗽、排痰等气道清除功能加强,还有助于药物吸入治疗,以及对呼吸机撤离的辅助作用;剂量以 5 mg/kg 于 30 分钟内静脉滴入使达有效血浓度,继以 $0.5 \sim 0.6$ mg/(kg·h)静脉滴注维持有效剂量,在应用中注意对心率、心律的影响,及时酌情减量和停用。

慢性阻塞性肺疾病、肺源性心脏病呼吸衰竭合并左心功能不全、肺水肿的患者,应先用强心利尿剂使肺水肿消退以改善肺顺应性,用抗生素控制感染以改善气道阻力,再使用呼吸兴奋剂才可取得改善呼吸功能的较好疗效。否则,呼吸兴奋剂虽可兴奋呼吸,但增加 PaO_2 有限,且呼吸功耗氧和生成二氧化碳量增多,反使呼吸衰竭加重。此类患者不宜应用增加心率和影响心律的茶碱类和较大剂量的阿米三嗪,小剂量阿米三嗪(<1.5 mg/kg)静脉滴注后即可达血药峰值,增强通气较差部位的缺氧性肺血管收缩,和增加通气较好部位的肺血流,从而改善换气使 PaO_2 增高,且此剂量很少发生不良反应,但剂量>1.5 mg/kg 可致全部肺血管收缩,使肺动脉压增高、右心负荷增大。

不宜使用呼吸兴奋剂的情况:①使用肌肉松弛剂维持机械通气者,如破伤风肌强直时、有意识打掉自主呼吸者。②周围性呼吸肌麻痹者:多发性神经根神经炎、严重重症肌无力、高颈髓损伤所致呼吸肌无力、全脊髓麻痹等。③自主呼吸频率>20 次/分,而潮气量不足者:呼吸频率能够增快,说明呼吸中枢对缺氧或二氧化碳潴留的反应性较强,若使用呼吸兴奋剂不但效果不佳,反而加速呼吸肌疲劳。④中枢性呼吸衰竭的早期:如安眠药中毒早期。⑤患者精神兴奋、癫痫频发者。⑥呼吸兴奋剂慎用于缺血性心脏病、哮喘状态、严重高血压及甲亢患者。

2.机械通气

符合下述条件应实施机械通气:①经积极治疗后病情仍继续恶化。②意识障碍。③呼吸形式严重异常,如呼吸频率>35 次/分或<8 次/分,或呼吸节律异常,或自主呼吸微弱或消失。④血气分析提示严重通气和(或)氧合障碍:PaO_2 <6.7 kPa(50 mmHg),尤其是充分氧疗后仍<6.7 kPa (50 mmHg)。⑤$PaCO_2$ 进行性升高,pH 动态下降。

机械通气初始阶段,可给高 FiO_2(100%)以迅速纠正严重缺氧,然后依据目标 PaO_2、PEEP 水平、平均动脉压水平和血流动力学状态,酌情降低 FiO_2 至 50% 以下。设法维持 $SaO_2>90\%$,若不能达到上述目标,即可加用 PEEP、增加平均气道压,应用镇静剂或肌肉松弛剂。若适当 PEEP 和平均动脉压可以使 $SaO_2>90\%$,应保持最低的 FiO_2。

正压通气相关的并发症,包括呼吸机相关肺损伤、呼吸机相关肺炎、氧中毒和呼吸机相关的膈肌功能不全。

(四)抗感染治疗

呼吸道感染是呼吸衰竭最常见的诱因。建立人工气道机械通气和免疫功能低下的患者易反复发生感染。如果呼吸道分泌物引流通畅,可根据痰细菌培养和药物敏感试验结果选择有效的抗生素进行治疗。

(五)营养支持

呼吸衰竭患者因摄入能量不足、呼吸做功增加、发热等因素,机体处于负代谢状态,出现低蛋白血症,机体的免疫功能降低,使感染不宜控制,呼吸肌易疲劳不易恢复。可常规给予高蛋白、高脂肪和低碳水化合物,以及多种维生素和微量元素,必要时静脉内高营养治疗。

第五章　循环系统重症

第一节　急性冠脉综合征

急性冠脉综合征(acute coronary syndrome,ACS)是冠状动脉内存在不稳定的斑块,继而发生斑块破裂和血栓形成,或发生斑块内出血、血管痉挛等,导致完全或不完全性冠状动脉闭塞,以引起心肌缺血、坏死为主要表现的一组临床综合征。ACS是临床常见的致死性心血管疾病之一。按心电图 ST 段抬高与否,分为 ST 段抬高的 ACS 和非 ST 段抬高的 ACS。ST 段抬高的 ACS 主要演变为Q 波型急性心肌梗死,非 ST 段抬高的 ACS 包括非 ST 段抬高型心肌梗死和不稳定型心绞痛。

一、病因和发病机制

(一)病因

ACS 的基本病因是动脉粥样硬化,其共同病理基础是在冠状动脉内有不稳定动脉粥样硬化斑块的存在,偶为炎症、先天畸形、痉挛或其他原因,导致冠状动脉狭窄、不完全性或完全性冠状动脉闭塞,从而造成不同程度的心肌缺血,根据缺血的严重程度和持续时间不同而出现相应的临床表现。

(二)发病机制

1.易损斑块破裂、糜烂和钙化

美国心脏病学会根据动脉粥样硬化斑块进展过程将其分为 6 型,早期的粥样硬化病变,即所谓的脂肪条纹或Ⅲ型病变,在脂蛋白摄入和排出失衡时,演变为不稳定的Ⅳ型病变和容易破裂的Ⅴ型病变,主要是由富含脂质的柔软粥状物质与覆盖其上的纤维帽组成。由于斑块内脂类物质含量高,病变部位比较软,容

易破裂,导致血栓形成或成为Ⅵ型。ACS便是Ⅳ和Ⅴ型斑块病变进展的结果,而斑块破裂、斑块糜烂和斑块钙化则是引起冠状动脉管腔闭塞的重要前提。

稳定斑块的纤维帽较厚,无脂质坏死核心或较小,平滑肌细胞多而炎症细胞少,胶原含量占70%以上,不易破裂。不稳定斑块发生破裂是多种因素相互作用的结果:①泡沫细胞凋亡后,在金属蛋白酶的作用下胶原降解产生脂质核心;②在蛋白水解酶的作用下,巨噬细胞削弱纤维帽,斑块破裂的进程被激活;③在血压波动、血流冲击、血管收缩等物理因素作用下,易损斑块即在其纤维帽最薄弱点发生破裂。除斑块破裂之外,斑块糜烂也是ACS发病的重要原因之一,在心肌梗死病例中有25%存在斑块糜烂,而在冠心病猝死的患者中,斑块糜烂的检出率更高,且女性患者检出率高于男性,斑块糜烂发生后,在局部的炎症和血栓等因素作用下,粥样斑块发生迅速迁移和体积增大,最终导致ACS的发生。在血栓相关的猝死病例中,斑块钙化结节占冠脉病理类型的2%～7%,虽然远低于斑块破裂、斑块糜烂的比例(分别为60%、30%～35%),但仍被认为是冠脉闭塞形成的重要机制,动脉粥样硬化斑块钙化早在亚临床的早期就可以产生,并能检测到骨相关蛋白的表达,而当脂纹形成时,组织学上就已可以检测到钙化的存在。

2.急性血栓形成

ACS急性血栓形成是在一定的病理基础上继发形成的,血栓形成的速度和血栓体积大小主要取决于斑块破裂的严重程度和机体的凝血纤溶状况。当斑块破裂时,大量暴露的脂质、胶原除可通过细胞因子介导促进大量血栓的形成外,还能激活血浆组织因子,启动外源性凝血系统而导致血栓形成;加之动脉粥样硬化导致的内皮功能障碍,使内皮细胞的抗血栓作用也减弱。此外,高胆固醇血症、吸烟、纤维蛋白原增加、纤溶能力减退、感染、外科手术,高交感活性等局部或全身因素均可能触发高凝状态,促进血栓形成。

通常情况下,血栓在斑块破裂处或糜烂处形成,引起血管狭窄程度加重,或导致血管完全或不完全性闭塞。在斑块破裂处形成的白色血栓在血流的冲击下可分裂成极小碎片,随血流漂移而造成下游小动脉及毛细血管的堵塞,引起小面积心肌坏死(极小的心肌梗死、微梗死),临床变现为不稳定型心绞痛或非ST段抬高型心肌梗死。如果斑块破裂范围大,机体处于高凝状态,血栓形成速度快,形成巨大红色血栓或混合性血栓,冠状动脉完全闭塞,则导致较大面积的心肌梗死,临床常表现为ST段抬高型心肌梗死。

3.血管收缩

冠状动脉收缩在 ACS 的发生中具有重要作用。严重的动脉粥样硬化导致血管内皮功能发生障碍,生理性缩血管物质释放增多,舒血管物质和(或)抗凝及纤溶物质的释放减少,容易导致血管收缩,甚至血栓形成;引起缺血发作的血管收缩或痉挛,可能是病变血管对内皮功能低下和较重动脉损伤或斑块破裂的一种反应。在 ACS 患者,病变血管对缩血管物质的反应性增强,血管壁张力增高,特别是在动脉粥样硬化病变严重的部位,其周围正常的动脉壁中平滑肌细胞可发生机械收缩,引起血管收缩甚至痉挛,使血管腔明显变窄,血流通过受阻。

(三)诱因

促使斑块破裂出血和血栓形成的常见诱因如下。

(1)晨起 6～12 时交感神经活性增高,机体应激反应性增强,心肌收缩力、心率、血压增高,冠状动脉张力亦增高。

(2)饱餐后特别是进食大量高脂饮食后,血脂增高,血黏度增高。

(3)重体力活动、情绪激动、血压大幅波动或用力大便时,致左心室负荷明显加重。

(4)脱水、休克、出血、外科手术或严重心律失常,导致心排血量下降,冠状动脉灌注锐减。

二、病理生理

ACS 的共同病理基础是冠状动脉内的易损斑块发生斑块内出血、斑块破裂和血栓形成,导致冠状动脉管腔狭窄或阻塞,引起不同程度的心肌缺血。此外,由于斑块多为偏心性,因此病变血管只要轻度收缩,即可致血管中度以上狭窄,冠状动脉血流受阻。心肌缺血一方面导致左心室扩张,左室充盈压与室壁张力增加;另一方面机体儿茶酚胺释放增加,血压上升与心率加快;二者均使心肌需氧量增加。心率增加时,心室舒张期缩短,冠状动脉灌注进一步减少,形成恶性循环。

斑块破裂后早期形成的血小板血栓在血流冲击下,可栓塞下游小动脉,引起局部心肌暂时性缺血、室性心律失常及 CK 或 CK-MB 的轻度升高;在不稳定型心绞痛患者,即使脂质斑块有极小裂隙或纤维斑块偶有溃烂,也可导致斑块结构急剧变化,冠状动脉血流减少,使心绞痛加重。同时血小板释放的血管活性物质(5-羟色胺、血栓素 A_2)、凝血酶等的缩血管作用及血管内皮舒张功能障碍,可进一步减少冠状动脉血流。在非 ST 段抬高型心肌梗死患者,斑块破坏更严重,血栓阻塞更持久,可在半小时以上,如发生血栓自溶,血管舒张及侧支循环的建立可限制心肌缺血时间的延长。在急性 ST 段抬高型心肌梗死患者,比较大的斑块破裂导致巨大的红色血栓形成,致使冠状动脉血流灌注完全而持久的中断,从而出现心肌透壁性缺血坏死;一旦发生心肌透壁性缺血坏死,将出现心肌收缩力减弱、顺应性降低、心肌收缩不协调,左心室压力曲线最大上升速度($\mathrm{d}p/\mathrm{d}t$)减低,左心室舒张末压升高,射血分数降低,心排血量降低,血压下降,或伴有心律失常;严重者动脉血氧含量降低;大面积心肌梗死者,可发生泵衰竭出现急性肺水肿甚至心源性休克;右心室梗死患者可出现右心衰竭,右房压升高,心排血量下降,血压降低;心肌梗死后出现的心室重塑,包括心腔增大、形状改变、梗死节段心肌变薄、非梗死节段心肌增厚等,将对心室的收缩功能和电活动产生持续影响,在心肌梗死急性期后的治疗中应注重对心室重塑的干预。

三、临床表现

(一)不稳定型心绞痛和非 ST 段抬高型心肌梗死

不稳定型心绞痛和非 ST 段抬高型心肌梗死临床表现相似但程度不同,主要的不同表现在缺血的严重程度及是否导致心肌损害。

1.症状

不稳定型心绞痛胸部不适的性质与典型的劳力性心绞痛相似,但通常程度更重,持续时间更长,可持续长达 30 分钟,可休息时发生。不稳定型心绞痛临床有 3 种表现形式:①静息型心绞痛,休息时发作,持续时间通常＞20 分钟。②初发型心绞痛,新近发生(1~2 个月内)的心绞痛,通常很轻的体力活动即可诱发。③恶化型心绞痛,原有稳定型心绞痛近期内发生变化,如发作更频繁、程度更严重、时间延长,轻微活动甚至休息时发作。变异型心绞痛是心绞痛的特殊类型,常静息时发作,伴有心电图一过性 ST 段抬高,其机制多为冠状动脉痉挛。

患者的症状如出现下述特点,均提示发生了不稳定型心绞痛:①诱发心绞痛的体力活动阈值突然和持久的降低;②心绞痛发生频率、严重程度和持续时间增加;③出现静息型或夜间型心绞痛;④胸痛放射至附近或新的部位;⑤发作时伴有新的相关特征如出汗、恶心、呕吐、心悸或呼吸困难。常用的静息方法和舌下含服硝酸甘油的治疗方法能控制慢性稳定型心绞痛,而对于不稳定型心绞痛通常只能起暂时或不完全性的缓解作用。

2.体征

体格检查一般无特异体征。体检的主要目的是寻找诱发不稳定心绞痛的原因,如未控制的高血压、低血压、心律失常、肥厚型心肌病、贫血、发热、甲亢、肺部疾病等,并确定心绞痛对患者血流动力学的影响,如生命体征、心功能、乳头肌功能或二尖瓣功能等,以提示患者预后。心前区反常搏动、短暂的舒张期附加音(第三心音和第四心音)常提示左心功能障碍。缺血发生期间或其后,也可有急性乳头肌功能不全的表现,如一过性心尖部收缩期杂音、喀喇音等。这些体征均为非特异性,因为它们也可出现于慢性稳定型心绞痛或急性心肌梗死患者。如疼痛发作时伴有急性充血性心力衰竭或体循环血压过低的体征,则提示预后不良。体格检查对胸痛患者的鉴别诊断至关重要,如背痛、胸痛、心脏听诊主动脉瓣关闭不全的杂音,提示主动脉夹层;心包摩擦音提示急性心包炎;奇脉提示心脏压塞;气胸表现为气管移位、急性呼吸困难、胸痛和呼吸音改变等。

3.危险度分层

不稳定型心绞痛和非 ST 段抬高型心肌梗死二者由于冠状动脉病变的严重程度和范围不同,同时形成急性血栓(进展为 STEMI)的危险性不同,因此进行危险分层评估,有助于尽早确定个体化的治疗方案(表 5-1)。

表 5-1　不稳定型心绞痛的临床危险度分层

组别	心绞痛类型	发作时 ST 段下降幅度（mm）	持续时间（min）	TnI
低危组	初发、恶化劳累型,无静息时发作	≤1	<20	正常
中危组	A:1 个月内出现的静息心绞痛,但 48 小时内无发作 B:心梗后心绞痛	>1	<20	正常或轻度升高
高危组	A:48 小时内心绞痛反复发作 B:心梗后心绞痛	>1	>20	升高

注:(1)陈旧性心肌梗死患者其危险度上调一级,若心绞痛由非梗死区缺血所致,视为高危。

(2)LVEF<40%,视为高危组。

(3)若心绞痛发作时并发左心功能不全、二尖瓣反流、严重心律失常或低血压,视为高危组。

(4)若横向指标不一致时,按危险度高的指标分类,如心绞痛类型为低危组,但心绞痛发作时间>20 分钟,应归为高危组。

(二)急性 ST 段抬高型心肌梗死

1.先兆症状

急性心肌梗死约 2/3 的患者发病前数天有先兆症状,最常见为心绞痛,其次是上腹疼痛、胸闷憋气、上肢麻木、头晕、心慌、气急、烦躁等。其中 50％ 的心绞痛为初发型心绞痛,另外 50％ 的患者原有心绞痛,突然发作频繁或疼痛程度加重、持续时间延长,诱因不明显,硝酸甘油疗效差,心绞痛发作时伴有恶心、呕吐、大汗、心动过速、急性心功能不全、严重心律失常或血压有较大波动,同时心电图示 ST 段一过性抬高或压低,T 波倒置或增高。发现先兆,及时积极治疗,有可能使部分患者避免发生心肌梗死。

2.急性心肌梗死临床症状

(1)疼痛:是急性心肌梗死中最先出现和最突出的症状,典型的部位为胸骨后直到咽部或在心前区,向左肩、左臂放射。疼痛有时在上腹部或剑突处,同时胸骨下段后部常憋闷不适,或伴有恶心、呕吐,常见于下壁心肌梗死。不典型部位有右胸、下颌、颈部、牙齿、罕见头部、下肢大腿甚至脚趾疼痛。疼痛性质为绞榨样或压迫性疼痛,或为紧缩感、烧灼样疼痛,常伴有烦躁不安、出汗、恐惧,或有濒死感。持续时间常＞30 分钟,甚至长达数小时或更长,休息和含服硝酸甘油一般不能缓解。少数急性心肌梗死患者无疼痛,而是以心功能不全、休克、猝死及心律失常等为首发症状。无疼痛症状也可见于以下情况:①伴有糖尿病的患者;②老年人;③手术麻醉恢复后发作急性心肌梗死者;④伴有脑血管病的患者;⑤脱水、酸中毒的患者。

(2)全身症状:主要是发热,伴有心动过速、白细胞数增高和红细胞沉降率增快等,由于坏死物质吸收所引起。一般在疼痛发生后 24～48 小时出现,程度与梗死范围常呈正相关,体温一般在 38 ℃左右,很少超过 39 ℃,可持续 1 周左右。

(3)胃肠道症状:疼痛剧烈时常伴有频繁的恶心、呕吐和上腹胀痛,与迷走神经受坏死心肌刺激和心排血量降低、组织灌注不足等有关。肠胀气亦不少见,重症者可发生呃逆。

(4)心律失常:见于 75％～95％ 的患者,多发生在起病 2 周内,而以 72 小时尤其 24 小时内最多见,可伴乏力、头晕、昏厥等症状。室性心律失常最多见,尤其是室性期前收缩,若室性期前收缩频发(5 次/分以上),成对出现或呈短阵室性心动过速,多源性或落在前一心搏的易损期(R-on-T)时,常预示即将发生室性心动过速或心室颤动。

(5)低血压和休克:疼痛期常见血压下降,若无微循环衰竭的表现则称之为低血压状态。如疼痛缓解而收缩压仍＜10.6 kPa(80 mmHg),患者烦躁不安、面色苍白、皮肤湿冷、脉细而快、大汗淋漓、尿量减少(＜20 mL/h)、神志淡漠,甚至昏厥者则为休克的表现。休克多在起病后数小时至 1 周内发作,见于 20％ 的患者,主要是心源性,为心肌广泛(40%以上)坏死,心排血量急剧下降所致,神经反射引起的周围血管扩张为次要因素,有些患者尚有血容量不足的因素参与。严重的休克可在数小时内死亡,一般持续数小时至数天,可反复出现。

(6)心力衰竭:发生率为30%~40%,此时一般左心室梗死范围已>20%,为梗死后心肌收缩力明显减弱,心室顺应性降低和心肌收缩不协调所致。主要是急性左心衰竭,可在发病最初数天内发生或在疼痛、休克好转阶段出现,也可突然发生肺水肿。患者出现胸闷,窒息性呼吸困难,端坐呼吸、咳嗽、咳白色或粉红色泡沫痰、出汗、发绀、烦躁等,严重者可引起颈静脉怒张、肝大、水肿,浆膜腔积液等右心衰竭的表现。右心室心肌梗死者可一开始即出现右心衰竭表现,伴血压下降。临床常采用Killip分级法评估心功能:Ⅰ级,无明显的心力衰竭;Ⅱ级,有左心衰竭,肺部啰音范围<50%肺野,奔马律、窦性心动过速或其他心律失常,肺静脉压升高,有肺淤血的X线表现;Ⅲ级,肺部啰音范围>50%肺野,可出现急性肺水肿;Ⅳ级,心源性休克,有不同阶段和程度的血流动力学障碍。

3.急性心肌梗死的体征

体征根据梗死大小和有无并发症而差异很大。梗死范围不大无并发症者常无异常体征,而左心室心肌细胞不可逆性损伤>40%的患者常发生严重左心衰竭、急性肺水肿和心源性休克。

(1)生命体征。①神志:小范围心肌梗死或无痛型心肌梗死的患者,神志可清晰;剧痛者有烦躁不安,恐惧等;并发休克的患者神志可迟钝,甚至昏厥;并发肺梗死者可出现意识模糊、嗜睡、谵妄;并发脑血管意外或心搏骤停者,可出现昏迷。②血压:发病后30分钟内,患者呈现自主神经失调,前壁梗死多表现为交感神经亢进,心率增快至100次/分,血压可升高到21.3/13.3 kPa(160/100 mmHg);心排血量明显降低者,则血压明显降低。下壁梗死多为副交感神经亢进,可出现心率减慢(<60次/分),血压降低[收缩压<13.3 kPa(100 mmHg)]。以后随着心肌广泛坏死和(或)血管扩张剂的应用,几乎所有患者均有血压降低。伴有心动过缓、心动过速、心源性休克或右心室梗死及同时合并脑血管意外者,血压会降得更低。这种血压降低以后多不能再恢复到梗死前水平。③体温:梗死后多数患者出现低热(38 ℃左右)。此为心肌坏死物质吸收所致的全身反应,多持续3~4天,一般在1周内自行消退,如1周后体温仍高则可能出现再梗死或并发感染。④呼吸:急性心肌梗死患者多数呼吸较快,主要是由于疼痛、焦虑和紧张刺激交感神经活动亢进所致。急性左心衰竭伴肺水肿或心肌梗死并发急性肺栓塞、休克时,呼吸可在40~50次/分;并发脑血管意外可见潮式呼吸或比奥呼吸。

应用吗啡、哌替啶时可出现呼吸抑制。⑤脉搏:心肌梗死患者脉搏可正常、增快或减慢,节律多整齐,严重左心衰竭时可出现交替脉,期前收缩时可有间歇脉,休克时脉搏细速触不到,出现心室扑动、心室颤动或电-机械分离时,脉搏消失。

(2)心脏体征:主要取决于心肌梗死范围及有无并发症。梗死范围不大,无并发症时可无阳性体征;望诊见心前区饱满时,提示有大量的心包积液;颈静脉间歇性巨大搏动波提示一度或三度房室传导阻滞;如梗死范围大,有心力衰竭、既往高血压心脏病者,心界可向左扩大,心尖冲动弥散,常可触到收缩期前充盈波(A波),与听诊第四心音时间一致,早期左心室舒张期快速充盈波,与第三心音时间一致,常不能触到;范围较大的前壁透壁性梗死常在心尖冲动最明显的上内侧触到早期、中期或晚期收缩期搏动,此动力异常区域如持续至梗死发病后8周,表明可能存在必尖前部室壁瘤;若触及胸骨左缘新近出现的收缩期震颤,提示室间隔破裂穿孔,触及心前区摩擦感,提示心包炎。叩诊心界可正常或轻到中度扩大。

(3)肺部体征:最初观察时即应注意两肺有无湿啰音。有些老年人或有慢支的患者平时即有湿啰音,在病程中密切观察对比,以便及时发现病情的变化。心功能不全时,肺部出现湿啰音,继发于肺静脉压增高,漏出液进入肺间质或肺泡内,随体位而改变,侧卧时肺底侧啰音增多,向上的一侧肺啰音减少或消失。若单侧肺部局限性湿啰音或双肺湿啰音不对称,且不随体位的改变而变化,但因咳嗽而改变,则提示可能是由感染原因引起。

4.并发症

(1)乳头肌功能失调或断裂总发生率可高达50%。造成不同程度的二尖瓣脱垂并关闭不全,引起心力衰竭。重症者可在数日内死亡。

(2)心脏破裂:少见,常在起病1周内出现,多为心室游离壁破裂,造成猝死。偶为心室间隔破裂造成穿孔,可因引起心力衰竭和休克而在数日内死亡。心脏破裂也可为亚急性,患者能存活数月。

(3)栓塞:发生率为1%～6%,见于起病后1～2周,可为左心室附壁血栓脱落所致,引起脑、肾、脾或四肢等动脉栓塞。也可因下肢静脉血栓形成部分脱落所致,则产生肺动脉栓塞。

(4)心室壁瘤:主要见于左心室,发生率为5%～20%。瘤内可发生附壁血栓而导致栓塞。

(5)心肌梗死后综合征:发生率约为10%。于急性心肌梗死后数周至数月内出现,可反复发生,表现为心包炎、胸膜炎或肺炎,有发热、胸痛等症状,为机体对坏死物质的变态反应。

四、实验室和辅助检查

(一)实验室检查

1.血常规

不稳定型心绞痛和非 ST 段抬高型心肌梗死血常规检查可无变化,急性 ST 段抬高型心肌梗死起病48 小时后白细胞数可增至 $10\times10^9\sim20\times10^9/L$,中性粒细胞增多,嗜酸性粒细胞减少,红细胞沉降率增快,C 反应蛋白(CRP)增高,可持续 1～3 周,起病 2 天内血中游离脂肪酸水平增高。

2.血清心肌生物学指标

中、高危组不稳定型心绞痛血浆肌钙蛋白 cTnI 水平可升高,但不超过正常值上限 2 倍;急性心肌梗死心肌损伤标志物均会出现明显的升高,且其增高水平与心肌梗死范围及预后明显相关。①在心肌梗死后 1.5～2 小时即可增高,12 小时达高峰,24～48 小时恢复正常。②肌钙蛋白 I(cTnI)或 T(cTnT),起病 3～4 小时后升高,cTnI 于 11～24 小时达高峰,7～10 天降至正常,cTnT 于 24～48 小时达高峰,10～14 天降至正常。肌钙蛋白增高是诊断心肌梗死的敏感指标。肌酸激酶同工酶(CK-MB),起病后 4 小时内增高,16～24 小时达高峰,3～4 天恢复正常。

对心肌坏死标志物测定结果应进行综合评价,如肌红蛋白在急性心肌梗死后出现最早,敏感性高,但特异性低;cTnI 和 cTnT 出现稍延迟,但特异性很高,在胸痛症状出现 6 小时以内测定为阴性者,6 小时后应再次测定,其缺点是持续时间长达 10～14 天,对在此期间出现胸痛,判断是否有新的梗死不太有利。CK-MB虽不如 TnT、TnI 敏感,但对早期(＜4 小时)急性心肌梗死的诊断有重要价值。

既往沿用多年的心肌酶谱测定,包括肌酸激酶及其同工酶、谷草转氨酶、乳酸脱氢酶等,因其特异性及敏感性均不如上述心肌损伤标志物,目前已不作为用于诊断急性心肌梗死的常规检测项目,但在特定情况下仍有一定参考价值。

(二)辅助检查

1.心电图

UAP 患者中,常有伴随症状而出现的短暂 ST 段改变伴或不伴有 T 波改变,若变化持续超过 12 小时可能提示非 ST 段抬高型心肌梗死。另外,冠状 T 波高度提示急性心肌缺血,可能为前降支狭窄所致。需警惕心电图"假性正常化"。

非 ST 段抬高型心肌梗死是指心电图上无病理性 Q 波,仅有 ST-T 演变的急性心肌梗死,根据急性期心电图特征可分为 2 种类型。①ST 段压低型:无病理性 Q 波,发作时 ST 段呈水平型或下斜型压低≥1 mm,但 aVR 导联(偶见于 V_1 导联)ST 段抬高,可伴有对称性 T 波倒置,ST 段和 T 波常在数日至数周后恢复。②T 波倒置型:发作时 T 波对称性深倒置,无病理性 Q 波,也无明显 ST 段移位,T 波改变在 1~6 个月恢复。

急性 ST 段抬高型心肌梗死心电图 ST 段弓背向上呈墓碑状,在面向坏死区周围心肌损伤区的导联上出现 ST 段抬高(肢体导联抬高≥2 mm,V_1~V_4 导联抬高≥3 mm);在面向透壁心肌坏死区的导联上出现宽而深的 Q 波(病理性 Q 波);在面向损伤区周围心肌缺血区的导联上出现 T 波倒置;在背向心肌梗死区的导联则出现相反的改变,即 R 波增高、ST 段压低和 T 波直立并增高。ST 段抬高型心肌梗死心电图常出现动态性改变,在起病数小时内,心电图可无异常或出现巨大高耸的 T 波或斜升 ST 段;数小时后,ST 段明显抬高,呈弓背向上,与 T 波前支相连形成单向曲线,数小时至 48 小时出现病理性 Q 波,R 波振幅降低,是为急性期改变,Q 波在 3~4 天内稳定不变,70%~80% 的病理性 Q 波在心梗恢复后永久存在。心梗早期如不进行治疗干预,ST 段抬高持续数日至 2 周,逐渐回到基线,T 波变为平坦或倒置,是为亚急性期改变;数周或数月后,T 波对称性倒置,波谷尖锐,可永久存在,亦可在数月至数年逐渐恢复,是为慢性期改变。

2.放射性核素检查

(1)^{201}Ti 心肌显像及负荷试验:^{201}Ti 随冠状动脉血流很快被正常心肌细胞摄取,静息状态下的灌注缺损区主要见于心肌梗死后的瘢痕区,可用于诊断慢性期或陈旧性心肌梗死、冠状动脉供血不足部位的心肌,而明显的灌注缺损仅见于运动后缺血、不能运动的患者,可用腺苷或多巴酚丁胺做负荷试验,变异型心绞痛发作时缺血区常显示明显的灌注缺损。利用坏死心肌细胞中的钙离子能结合放射性锝焦磷酸盐或坏死心肌细胞中的肌凝蛋白可与其特异性抗体结合的特点,静脉注射 ^{99m}Tc-焦磷酸盐或 ^{111}In-抗肌凝蛋白单克隆抗体,进行心肌热点扫描或照相,可显示心肌梗死的范围,急性心肌梗死后 12 小时,坏死心肌开始摄取并持续 7 天左右,故一般用于诊断急性心肌梗死。

(2)心血池显像:是利用核素标记的蛋白或红细胞等从静脉注入,因其短期内不透过血管壁,均匀地分布在心腔与大血管内,通过闪烁照相可显示心脏房室腔的形态、大小、心室壁与室间隔的厚度、大血管形态及其功能状态、左室射血分数,以及显示室壁局部运动障碍等。常用的有 2 种方法:①门电路血池扫描。利用电脑装置的心电图门电路技术,将 R-R(心电图 R 波)间期分为若干部分,获得心动周期各个阶段的心室容积,可以计算出心脏射血分数(代表心脏收缩功能)和观察区域性室壁运动,并可以进行运动试验,观察运动前后的变化。在心脏正常时,运动后射血分数增加,心肌同步收缩,不产生室壁运动异常。冠心病患者运动后射血分数下降,多数可见区域性室壁运动障碍。②首次通过技术。放射性核素首次通过心脏时,用高敏的多晶体 γ 照相可获得清晰的血池显像。心血池显像目前主要用来测定心脏功能。

(3)正电子发射心肌断层现象(PET):利用发射正电子的核素示踪剂^{18}F、^{11}C、^{13}N 等进行心肌显像,通过对心肌灌注、代谢显像匹配分析可准确评估心肌细胞的活力。

3.超声心动图

切面和 M 型超声心动图也有助于了解心室壁的运动和左心室功能,诊断室壁瘤和乳头及功能失调等。

4.冠状动脉造影

冠状动脉造影的主要目的是评价冠状动脉血管的解剖、数量和畸形,冠状动脉病变的有无、严重程度和病变范围,评价冠状动脉功能性的改变,包括冠状动脉的痉挛和侧支循环的有无,同时可以兼顾左心功能评价。在此基础上,可以根据冠状动脉病变程度和范围进行介入治疗,评价冠状动脉搭桥术和介入治疗后的效果,并可以进行长期随访和预后评价。有以下情况时为冠状动脉造影的适应证:①近期心绞痛反复发作,持续时间较长,药物治疗效果不满意。②原有劳力性心绞痛近期内突然出现休息时频繁发作者;③近期活动耐量明显减低。④梗死后心绞痛。⑤原有陈旧性心肌梗死,近期出现由非梗死区缺血所致的劳力性心绞痛。⑥严重心律失常、LVEF<40%或充血性心力衰竭。急性心肌梗死拟行冠状动脉介入治疗或冠状动脉搭桥手术者需行冠状动脉造影。冠状动脉造影一度被视为冠心病诊断的"金标准",冠状动脉造影血管腔狭窄程度 50%以上冠心病即可确诊,75%以上的狭窄即可出现症状。

5.螺旋 CT 血管造影(CTA)

CTA 对冠状动脉狭窄病变、桥血管、开口畸形、支架管腔、斑块形态均显影良好,对钙化病变诊断率优于冠状动脉造影,但阴性者不能排除冠心病,阳性者应进一步行冠状动脉造影检查。CTA 可作为冠心病高危人群无创性筛查及冠状动脉支架术后随访手段。

6.血管内超声(intravenous ultrasound,IVUS)

IVUS可以准确掌握血管的管壁形态及狭窄程度,尤其是在冠心病的介入性诊疗中有很高的指导价值。血管内超声是利用导管将一高频微型超声探头导入血管腔内进行探测,再经电子成像系统来显示心血管组织结构和几何形态的微细解剖信息。因此,血管内超声不仅可准确测量管腔及粥样斑块或纤维斑块的大小,更重要的是它可提供粥样斑块的大体组织信息,在显示因介入治疗所致的复杂的病变形态时明显优于造影(图5-1)。

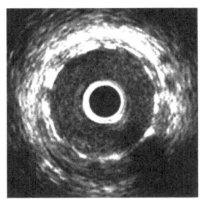

图 5-1 冠状动脉 IVUS 影像图

在冠心病介入性治疗中,IVUS可用于指导确立最合适的治疗方案,正确选择器具的大小,确定介入性治疗的终点,确定网状支架的位置及扩张效果,预测术后再狭窄的发生等。

7.光学相干断层扫描(optical coherence tomography,OCT)

OCT是IVUS的光学同类技术,但与IVUS相比,高分辨率的OCT可在近似于组织学水平上诊断和评价冠状动脉斑块,从而更好地了解冠状动脉疾病的病理学特点,并针对不同患者的自身特点进行个体化治疗。OCT采用近红外光进行成像,其优势在于具有非常高的分辨率。OCT的轴向和横向分辨率分别为10 μm和20 μm,是IVUS的10倍。与IVUS相比,OCT可提供有关冠状动脉管壁更加细微和清晰的信息。在评价斑块纤维厚度、脂核大小、钙化存在及其面积,以及确定血栓的存在和性质等方面,OCT具有非常明显的优势。临床可用于分析斑块特性、识别易损斑块,指导介入治疗。随着OCT成像技术的进一步完善,OCT将对心血管疾病的诊断和治疗起到重要作用(图5-2)。

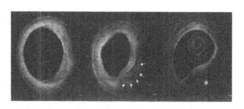

图 5-2　OCT 呈现的动脉粥样硬化斑块

左图为纤维性斑块,中图为纤维钙化(箭头所示)斑块,右图为脂质(＊ 所示)斑块

五、诊断和鉴别诊断

结合患者既往合并的冠心病危险因素、典型的临床表现、心电图检查、血清心肌生物学指标的检测,绝大多数 ACS 的诊断并不困难,部分患者因发病年龄小、临床心绞痛症状不典型或发作时很短心电图难以捕捉有意义的变化,则需进行动态心电图、运动心电图、核素显像,甚至冠状动脉造影方能确诊。

(一)不稳定型心绞痛及非 ST 段抬高型心肌梗死的诊断

不稳定型心绞痛和非 ST 段抬高型心肌梗死是病因和临床表现相似但严重程度不同的密切相关的临床情况,其主要不同表现在缺血是否严重到有足够量的心肌损害,以至于能够检测到心肌损害的标志物,cTnI、cTnT 或 CK-MB。一旦确定没有心肌坏死的标志物释放(至少间隔 6 小时以上采集 2 次以上血标本),就可以将 ACS 患者诊断为不稳定型心绞痛。而标志物浓度超过正常值上限 2 倍以上则诊断非 ST 段抬高型心肌梗死。缺血性胸痛症状发作后数小时,可以在血液中检测到心肌损伤的标志物,借此可以鉴别不稳定型心绞痛与非ST 段抬高型心肌梗死。

(二)急性 ST 段抬高性心肌梗死的诊断

(1)持续时间至少 30 分钟以上的胸痛,疼痛符合冠心病心绞痛特点。

(2)心电图相邻的 2 个或 2 个以上导联 ST 段抬高呈弓背向上,继之出现病理性 Q 波,T 波倒置,心电图呈典型的动态演变且持续时间较长往往超过 24 小时(一过性心肌缺血发作的 ST-T 改变常在数小时恢复)。

(3)血清心肌生物学指标的改变符合心梗的变化规律和(或)血清肌钙蛋白T 或 I 升高≥正常值的2 倍以上。

如有以上(1)或(2)中 1 条,和(3)2 条即可诊断为 ST 段抬高的心梗;仅有胸痛发作而无(2)、(3)改变者不能确立心梗的诊断,高度怀疑者应在 6 小时后复查血清心肌生物学指标;具有典型的急性 ST 段抬高型心肌梗死的心电图改变及其演变规律者可直接确诊;既无胸痛发作,又无典型的心电图改变者,如血清心肌生物学指标的改变达标,仍应诊断急性心肌梗死。

对于胸痛合并的血流动力学不稳定,存在一过性晕厥、一过性心电图房室传导阻滞、一过性束支特别是左束支阻滞,要高度怀疑 ACS 的可能,应多次复查心电图并行血清心肌生物学指标检测,必要时行冠状动脉造影确诊。

(三)鉴别诊断

1.稳定型劳累性心绞痛

其病理基础是冠状动脉血管内斑块稳定,管腔呈固定狭窄,心绞痛程度较轻,持续时间较短,舌下含服硝酸甘油有效,心绞痛发作的频度和诱发心绞痛的体力活动和情绪激动的程度长期保持稳定,血压多无升高,全身症状少,发作时 ST 段一过性压低,血清心肌生物学指标检测无异常。

2.急性心包炎

疼痛与发热同时出现,呼吸、咳嗽时加重,早期即有心包摩擦音,心电图除 aVR 导联外,其余导联均为 ST 段弓背向下的抬高,无异常 Q 波。

3.急性肺动脉栓塞

常表现为突发呼吸困难,可伴胸痛、咯血、严重低氧血症,以右心力衰竭为主,心电图呈Ⅰ导联 S 波深,Ⅲ导联 Q 波显著,胸导联过渡区左移,右胸导联 T 波倒置等可资鉴别,D-二聚体监测和胸部 CT 检查帮助进一步明确诊断。

4.急腹症

急性胰腺炎、消化性溃疡及穿孔、急性胆囊炎、胆石症等,亦可出现上腹部疼痛,并伴有休克,通过详细询问病史,体格检查,心电图、肌钙蛋白和心肌酶检测可鉴别。

5.主动脉夹层

胸痛一开始即达高峰,为严重撕裂样疼痛伴有呼吸困难或晕厥,常放射到背、肋、腹、腰及下肢,双上肢的血压和脉搏可有明显差别。可有下肢一过性瘫痪,偏瘫、主动脉瓣关闭不全表现等有助于鉴别,急性起病的升主动脉夹层撕裂可累及左、右冠状动脉近段及大分支,导致冠状动脉急性严重缺血,可出现类似急性心肌梗死的心电图改变,血清心肌生物学指标检测亦可明显升高,部分患者还可出现心包积液,需仔细鉴别诊断,必要时行二维超声心动图、CT 检查、MRI 检查甚至主动脉血管造影等有助于明确诊断。

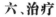

六、治疗

(一)非 ST 段抬高型 ACS 的治疗

1.治疗原则

不稳定型心绞痛和非 ST 段抬高型心肌梗死是具有潜在危险的严重疾病,治疗原则包括:①改善心肌缺血;②防止心肌梗死、再梗死及死亡等不良后果的发生;③根据患者的具体临床情况,结合危险度分层进行血运重建治疗。

2.一般治疗

(1)休息:患者应卧床休息 1～3 天,并进行 24 小时心电监护。

(2)吸氧:有呼吸困难、发绀者应给以氧气吸入,维持血氧饱和度 90% 以上。

(3)镇静止痛:烦躁不安、疼痛剧烈者可给予吗啡 5～10 mg 皮下注射。

(4)积极处理并发症:肺部感染、发热、低血压或高血压、心力衰竭、心律失常、贫血等均可能导致心肌耗氧量增加,需给予相应的处理。

(5)进行心肌损伤标志物检测,以帮助判断病情进展和临床预后。

3.药物治疗

(1)抗缺血治疗,包括硝酸酯类药物、β 受体阻滞剂、钙通道阻滞剂。

硝酸酯类药物:通过扩张静脉血管,减少回心血量,降低左心室舒张末压、降低前负荷,降低心肌氧耗,并改善左心室功能,硝酸酯类药物还能通过扩张冠状动脉改善心肌血供。心绞痛发作时可舌下含服硝酸甘油 0.5 mg,必要时可 3～5 分钟重复一次,连续 3 次无效者可静脉给予硝酸甘油或硝酸异山梨酯,症状消失后改口服制剂,常用的口服药物包括硝酸异山梨酯和单硝酸异山梨酯。用药过程中应注意硝酸酯类药物的耐药性和不良反应。

β 受体阻滞剂:通过作用于心脏 β₁ 受体,减慢心率、降低心肌收缩力、降低心室壁张力,缓解心肌缺血,对改善冠心病患者的近、远期预后均有重要作用。无禁忌证的 ACS 患者应尽早应用 β 受体阻滞剂,目前常用选择性 β 受体阻滞剂美托洛尔、比索洛尔,治疗剂量应个体化,以将患者静息心率控制在 55～60 次/分为宜。对于已经使用硝酸酯类药物和钙通道阻滞剂疗效不佳的患者,可联合应用 β 受体阻滞剂。

钙通道阻滞剂:钙通道阻滞剂用于左心功能尚好的不稳定型心绞痛和非 ST 段抬高型心肌梗死患者,从发病 24～72 小时开始应用,可显著降低再发心梗和心梗后心绞痛的发生率。钙通道阻滞剂对血管痉挛性心绞痛有特效,长效硝酸酯类药物和钙通道阻滞剂合用缓解症状的效果和单一药物治疗一样,且不能降低病死率。二氢吡啶类钙通道阻滞剂不宜联合应用,以免对心肌收缩功能和传导功能产生严重的抑制作用而导致不良后果的发生。

(2)抗血小板治疗:冠状动脉斑块破裂后血栓形成和血栓栓塞是导致 ACS的主要病理生理学机制,而血小板活化是血栓形成和血栓栓塞过程中起决定性作用的关键环节,抗血小板治疗可降低 ACS 患者血栓事件的发生率,改善预后。目前临床上将阿司匹林、氯吡格雷双联抗血小板治疗方案作为 ACS 抗血小板治疗的基础,阿司匹林是目前临床应用最广泛的抗血小板药物,是冠心病抗血小板治疗的基石,长期应用可降低冠心病缺血事件的发生率,目前多数指南推荐阿司匹林负荷剂量 160～325 mg(水溶剂),维持剂量 100 mg/d,所有 ACS 患者均应在使用阿司匹林的基础上加用氯吡格雷,急性期患者或拟接受 PCI 的患者,应给予 300～600 mg 的负荷量,继以 75 mg/d 维持,目前推荐 PCI 术后双联抗血小板治疗至少维持12个月,12 个月后如患者情况稳定,可考虑停用氯吡格雷。

在中、高危的 ACS 患者,尤其存在肌钙蛋白升高或糖尿病患者,可在双联抗血小板治疗的基础上加用血小板膜糖蛋白受体拮抗剂(GP Ⅱ b/Ⅲ a 受体拮抗剂),GP Ⅱ b/Ⅲ a 受体拮抗剂还能使接受 PCI 的患者缺血、死亡事件的发生降低,且该类患者获益最大。临床常用的 GP Ⅱ b/Ⅲ a 受体拮抗剂包括阿昔单抗、依替巴肽、替罗非班等,前者为 ACS 接受 PCI 患者的首选。

此外,选择性磷酸二酯酶抑制剂西洛他唑具有抗血小板聚集、扩血管、抗平滑肌细胞增生、改善内皮功能的作用,在阿司匹林或氯吡格雷存在禁忌的患者可考虑用于替代治疗,常用剂量 50～100 mg,每日 2 次。

近年新研制的 ADP、P 2 Y 12 抑制剂类抗血小板药物还包括普拉格雷、替格雷洛,坎格雷洛等,也被逐渐用于临床。其中普拉格雷为新型噻吩吡啶类药物,抗血小板作用强于氯吡格雷,常用负荷剂量为60 mg,维持量 10 mg/d。

(3)抗凝治疗:目前临床常用的抗凝药有两大类,一类为间接凝血酶抑制剂,包括肝素、低分子肝素,黄达肝葵钠为人工合成的选择性 Xa 因子抑制剂;另一类为直接凝血酶抑制剂,包括水蛭素、比伐芦定、来匹芦定、阿加曲班等,对凝血酶激活因子 Ⅴ、Ⅷ、Ⅻ 及凝血酶诱导的血小板聚集均有抑制作用。无论患者是否接受 PCI 和支架植入治疗,所有的非 ST 段抬高型 ACS 患者的急性期,在抗血小板治疗的同时,应尽快启动抗凝治疗,低分子肝素、黄达肝葵钠的抗凝治疗效果优于普通肝素,二者均不宜与普通肝素交叉应用。黄达肝葵钠被推荐为在抗凝治疗方面具有最好的疗效与安全性,常用剂量 2.5 mg/d,皮下注射,也可用低分子肝素 5 000 U,每天 2 次皮下注射,连用 8 天后停药。

（4）调脂治疗：在冠心病的现代防治策略中，调脂治疗已成为不可或缺的重要策略之一，调脂治疗既是一种治疗选择，又是二级预防的重要干预措施。目前国内外血脂异常管理指南均明确指出低密度脂蛋白胆固醇（LDL-C）是调脂治疗干预的首要目标，主张将冠心病患者 LDL-C 降至 2.6 mmol/L 作为调脂治疗的目标值。常用药物包括辛伐他汀、洛伐他汀、普伐他汀、阿托伐他汀、瑞舒伐他汀等。在应用调脂药物方面有 3 个要点是必须要明确的：①要正确选择调脂药物，凡以胆固醇和 LDL-C 为主的血脂异常，首选他汀类调脂药；以三酰甘油为主的血脂异常，首选贝特类调脂药；混合型血脂异常根据血脂增高的具体情况选择调脂药，必要时可二者联合应用。②要做到个体化和长期用药，依据血脂水平和心血管病状况决定药物选择和起始剂量，首次用药 1～2 个月复查安全性指标和血脂水平，适当进行调整，以后每 3～6 个月复查一次。只要没有严重不良反应，调脂药物就要坚持服用，不要随意停药。③要将药物治疗与生活方式调理密切结合起来，在冠心病九大危险因素中，可控的因素占一半多，这些可控因素大都与生活方式有关，如吸烟、酗酒、肥胖、过多脂肪和缺乏蔬菜，及缺乏运动等，纠正这些不良生活方式，并与药物治疗相结合，方能取得理想效果。

（5）冠状动脉血运重建，包括 PCI 和冠状动脉旁路移植术。

PCI：急性期选择保守治疗的患者，在病情稳定后根据患者的临床情况及危险度分层进行综合分析，在合理应用抗血小板药物、抗凝药、β受体阻滞剂、硝酸酯类药物、非二氢吡啶类钙通道阻滞剂的基础之上，根据患者临床情况决定是否选择 PCI。尽早 PCI 的指征包括：①在药物治疗的情况下，出现反复发作的静息性心绞痛或低活动量下的心绞痛；②CK-MB 和（或）cTnT 升高；③新出现的 ST 段压低；④复发性心绞痛伴心功能不全（射血分数＜40%）或低血压[＜12.0/8.0 kPa（90/60 mmHg）]；⑤低运动量下的运动试验阳性；⑥持续性室性心动过速；⑦6 个月前接受过 PCI 或冠状动脉旁路移植术治疗。

冠状动脉旁路移植术：顽固性心绞痛，冠状动脉造影为左主干病变、多支血管病变，合并糖尿病、心功能不全，不宜行 PCI 或 PCI 治疗不成功的患者，可考虑行冠状动脉旁路移植术，可使患者获益。

（二）急性 ST 段抬高型心肌梗死的治疗

1.治疗原则

治疗原则：①改善心肌缺血，挽救濒死心肌；②缩小梗死范围，维持心脏功能；③防治并发症，挽救患者生命；④尽早进行冠状动脉血运重建；⑤控制危险因素，提高生活质量。

2.院前急救

随120出诊的急诊科医师应充分熟悉ACS的院前急救流程,包括:①吸氧、建立静脉通道、心电监护;②生命体征,如血压、心率、心律、呼吸的监测;③测定氧分压;④18导联心电图的动态观察;⑤询问病史、体格检查;⑥急诊医师应树立"时间就是生命,时间就是心肌"的观念,一旦急性ST段抬高型心肌梗死诊断确立,应充分做好转运前准备,并通知有PCI资质的心血管中心,及时开通急性心肌梗死急救绿色通道,通知导管室做好手术准备,同时给予患者阿司匹林0.3 g,氯吡格雷300 mg口服,如预计转运过程超过2小时,应于30分钟内给予尿激酶或rt-PA静脉溶栓治疗一次;疼痛剧烈者可予吗啡5~10 mg静脉注射或哌替啶50~100 mg肌内注射;如患者于院前出现恶性致命性室性心律失常应立即给予电除颤,同时经静脉给予利多卡因、胺碘酮等抗心律失常药物;出现严重缓慢性心律失常者应给予阿托品1~2 mg静脉注射,有条件者可于当地医院植入临时心脏起搏器,以保证转运安全,并为下一步PCI拯救患者生命赢得机会。

3.急诊科处理措施

患者到达急诊科处理措施:①吸氧、建立静脉通道、心电监护。②生命体征,包括血压、心率、心律、呼吸的监测。③测定氧分压。④18导联心电图的动态观察。⑤询问病史、体格检查。⑥血液生化检查,包括心肌酶谱、肌钙蛋白、电解质、凝血系列、血常规、血糖及肝肾功能等。⑦对于急性ST段抬高型心肌梗死患者,在有条件行急诊PCI的医疗单位,应立即经急性心肌梗死急救绿色通道,由急诊科直接进入导管室行PCI;急诊科处理应快速、高效,尽量节省时间,缩短就诊—球囊开通冠状动脉时间,以达到最大限度挽救患者心肌的目的。

4.急诊治疗

(1)一般治疗:①卧床休息,有利于减轻心脏负荷,减轻心肌的缺氧。②给氧,通过吸氧改善症状。③口含硝酸甘油,随后则静脉滴注硝酸甘油。④充分的止痛治疗,可应用吗啡皮下注射或静脉注射3~5 mg或哌替啶50~100 mg肌内注射,并同时选用硝酸甘油和β受体阻滞剂。⑤嚼服阿司匹林,常规应用300 mg。同时口服他汀类药物及氯吡格雷。⑥抗凝治疗,应用低分子肝素皮下注射或静脉应用肝素。⑦防治心律失常,由于可出现各种心律失常,可根据患者的临床特点,进行评估并采取相应治疗措施;通过积极的紧急救治,可达到最大限度地挽救濒死心肌、防治并发症、提高生存率、改善患者的预后的目的。

(2)再灌注治疗:再灌注治疗是急性ST段抬高型心肌梗死早期最重要的治疗措施,起病3~6小时使闭塞的冠状动脉再通,心肌得到再灌注,可挽救濒死心肌,缩小梗死范围,有利于心室重塑,能明显改善患者预后。

PCI:①能在患者住院 90 分钟内施行 PCI;②心导管室每年施行 PCI 手术 100 例以上并有心外科待命;③术者每年独立施行 PCI 超过 30 例;④急性心肌梗死直接 PTCA 成功率超过 90％;⑤在所有送到导管室的患者中,能完成 PCI 者达 85％以上。在患者到达急诊科明确诊断后,在进行常规治疗的同时,做好术前准备,直接将患者送导管室。起病超过 6 小时,甚至 72 小时以内,如患者经治疗仍有反复发作的明显胸痛,仍可以考虑行 PCI。非 ST 段抬高的 ACS,可根据患者的具体情况择期行 PCI。

溶栓治疗:对于急性 ST 段抬高型心肌梗死急性心梗发作 6 小时以内的患者,如无条件行 PCI,应予尿激酶、链激酶或 rt-PA 溶栓治疗,常用尿激酶 $150\times 10^4 \sim 200\times 10^4$ U 30 分钟内静脉滴注;链激酶 150×10^4 U 60 分钟内静脉滴注,由于链激酶有变态反应发生,目前临床已基本不用;rt-PA 100 mg 90 分钟内静脉给予:先静脉注入 15 mg,随后 30 分钟内静脉滴注 50 mg,其后 60 分钟内再静脉滴注 35 mg,用 rt-PA 前需先用肝素 5 000 U 静脉注射,用药后继续以每小时肝素 700～1 000 U 持续静脉滴注 48 分钟。使用尿激酶或链激酶溶栓治疗的患者,在用药 6 分钟后开始监测 APTT 或 ACT,在其下降到正常对照值 2 倍以内时开始给予肝素治疗。溶栓治疗前应仔细权衡治疗效果与潜在的危险性,以下患者禁用:①活动性内出血;②出血性脑卒中病史及 6 个月内的缺血性脑卒中;③新近(2 个月内)颅脑或脊柱的手术及外伤史;④颅内肿瘤、动静脉畸形或动脉瘤;⑤已知的出血体质;⑥严重的未控制的高血压,判断溶栓治疗成功与否,对于决定下一步的治疗策略有重要的意义,溶栓治疗成功的标准包括:2 小时内胸痛症状消失或明显缓解;2 小时内每 30 分钟前后对照,心电图 ST 段下降超过 50％;再灌注心律失常,常见室性期前收缩、短阵室性心动过速、心室颤动、一过性房室传导阻滞或束支阻滞;CK-MB 峰值前移(14 小时内)。冠脉造影达 TIMI 血流 3 级。

急诊冠状动脉搭桥手术:PCI 失败或溶栓治疗无效有手术指征者,应争取在 6～8 小时施行主动脉-冠状动脉旁路移植术。

5.急性期的治疗

(1)消除心律失常:ACS 特别是急性心肌梗死的患者,可出现各种类型的心律失常,快速性室性心律失常常发生于前壁心肌梗死的患者,下壁心肌梗死常出现心动过缓、房室传导阻滞等缓慢性心律失常,及时消除心律失常,可避免演变为严重心律失常甚至猝死。①发生心室颤动或持续性多形性室性心动过速,应尽快采用非同步直流电除颤,室性心动过速药物治疗效果不佳时也应尽早同步直流电除颤。②对于室性期前收缩或室性心动过速,立即用利多卡因 $50\sim100$ mg 静脉注射,$5\sim10$ 分钟重复一次,直至心律失常消失或总量已达 300 mg,继以 $1\sim3$ mg/min 的速度维持;经治疗室性心律失常仍反复发作可用胺碘酮。③缓慢性心律失常可用阿托品 $0.5\sim1$ mg 肌内注射或静脉注射。④并发二度 II 型或三度房室传导阻滞,且血流动力学不稳定或患者出现晕厥、阿-斯综合征发作,宜尽快经静脉植入临时心脏起搏器,待传导阻滞恢复后撤出。⑤室上性快速性心律失常发作,可用美托洛尔、洋地黄、胺碘酮、普罗帕酮、如无心功能不全亦可用维拉帕米、地尔硫䓬等,药物治疗无效者可行同步直流电除颤。

(2)纠正心力衰竭:缺血或濒死心肌得到及时再灌注,是改善心功能最有效的措施,缺血或梗死面积过大,未能及时再灌注或再灌注失败,常导致心力衰竭的发生。纠正心力衰竭主要是治疗急性左心衰竭,以应用吗啡(哌替啶)和利尿剂为主,亦可使用血管扩张剂扩张冠状动脉,减轻心肌负荷,必要时可考虑使用多巴酚丁胺 10 μg/(kg·min) 静脉滴注或使用小剂量血管紧张素转化酶抑制剂,洋地黄类药物在急性心肌梗死早期(24 小时内)疗效欠佳,且容易诱发室性心律失常,应尽量避免使用。药物治疗无效的急性左心衰竭,在有条件的医院应行主动脉内球囊反搏治疗,以帮助患者度过危险期。有右心室梗死的患者,应慎用利尿剂。

(3)控制休克。①补充血容量:对血容量不足,中心静脉压或肺动脉楔压低者,用低分子右旋糖酐或 $5\%\sim10\%$ 葡萄糖液静脉滴注,维持中心静脉压 >1.8 kPa(18 cmH$_2$O),肺小动脉楔压 >2.0 kPa(15 mmHg);右心室梗死时,中心静脉压升高并非是补充血容量的禁忌,此时应适当增加补液量,以维持右心室足够的前负荷,提高心排血量。②应用升压药:补充血容量后血压不升,而肺动脉楔压(PCWP)和心排血量正常时,提示周围动脉张力不足,可给予升压药物,常用多巴胺,起始剂量 $3\sim5$ μg/(kg·min)或去甲肾上腺素 $2\sim8$ μg/(kg·min);亦可用多巴酚丁胺,起始剂量 $3\sim10$ μg/(kg·min)静脉滴注。③应用血管扩张药:经上述处理血压仍不升,而肺动脉楔压增高,心排血量低或周围血管收缩、四肢厥冷、发绀,用硝普钠 15 μg/min 开始静脉滴注,每 5 分钟增加剂量直至 PCWP 降至 $2.0\sim2.4$ kPa($15\sim18$ mmHg);亦可用硝酸甘油 $10\sim20$ μg/min 开始静脉滴注,每 $5\sim10$ 分钟增加剂量 $5\sim10$ μg/min 直至左心室充盈压下降。④维持水、电解质、酸碱平衡,保护重要脏器功能;有条件的医院可行主动脉内球囊反搏进行循环支持,同时进行冠状动脉造影及 PCI,可能挽救部分危重患者的生命。

6.常规药物治疗

(1)抗血小板治疗:抗血小板治疗方案同不稳定型心绞痛和非 ST 段抬高型心肌梗死患者,见本节不稳定型心绞痛和非 ST 段抬高型心肌梗死的治疗。

(2)调脂治疗:调脂治疗方案同不稳定型心绞痛和非 ST 段抬高型心肌梗死患者,见本节不稳定型心绞痛和非 ST 段抬高型心肌梗死的治疗。

(3)其他治疗:①β 受体阻滞剂和钙通道阻滞剂:急性 ST 段抬高型心肌梗死早期,如无禁忌证,均应尽早使用 β 受体阻滞剂,尤其前壁心肌梗死伴交感神经活性亢进或快速性心律失常者,可防止梗死范围扩大,减少恶性心律失常的发生,改善近、远期预后。β 受体阻滞剂如有禁忌而无明显心功能不全者,可考虑使用地尔硫章等钙通道阻滞剂,可能达到类似效果。②血管紧张素转化酶抑制剂/血管紧张素 Ⅱ 受体拮抗剂治疗:血管紧张素转化酶抑制剂能够逆转急性心肌梗死患者心室重塑,降低心力衰竭的发生率,改善血管内皮功能,特别适用于 ACS 合并高血压的患者;除非有禁忌,所有患者均应使用。一般从小剂量开始,如能耐受,24～48 小时逐渐增加到目标剂量。血管紧张素转化酶抑制剂不能耐受者可用血管紧张素 Ⅱ 受体拮抗剂替代。③抗凝治疗:急性 ST 段抬高型心肌梗死的患者,如接受溶栓治疗,其肝素的使用见前述,肝素治疗 48 小时后改用低分子肝素或黄达肝葵钠,连用 8 天后停药;对于接受 PCI 治疗的患者,如术前 12 小时内已使用低分子肝素皮下注射,则 PCI 手术过程中不需要再交叉使用普通肝素,而用黄达肝葵钠抗凝治疗的患者,PCI 手术过程中需要使用普通肝素 85 U/kg,或 60 U/kg 联合 GP Ⅱb/Ⅲa 受体拮抗剂;直接凝血酶抑制剂与凝血酶发生不可逆结合而将凝血酶灭活,对凝血酶诱导的血小板聚集有抑制作用,但不影响血小板功能,不引起外周血中血小板数减少,可用于血小板减少又需要抗凝治疗的患者。急性心肌梗死的后期,下列情况需口服抗凝剂治疗:超声心动图提示心腔内活动性血栓,口服华法林 2～6 个月,合并心房颤动者,长期口服华法林,维持 INR 2～3,并在早期重叠使用肝素或低分子肝素,直到华法林充分显效。④极化液治疗:氯化钾 1.5 g,胰岛素 10 U 加入 10％葡萄糖液 500 mL 中,静脉滴注,每天 1～2 次,疗程 7～14 天。可促进心肌摄取和代谢葡萄糖,使 K^+ 进入细胞内,恢复细胞极化状态,有利于减少心律失常,保证心脏正常收缩,并使心电图上抬高的 ST 段回到等电位线。

7.右心室心肌梗死的治疗

右心室心肌梗死常引起右心衰竭伴低血压,可无明显左心功能不全,此时宜扩张血容量。在血流动力学监测下静脉输液,直到低血压纠正或 PCWP 达 2.0～2.4 kPa(15～18 mmHg)。如输液 1～2 L 低血压仍未纠正者可用正性肌力

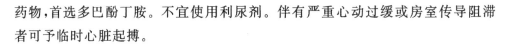

药物,首选多巴酚丁胺。不宜使用利尿剂。伴有严重心动过缓或房室传导阻滞者可予临时心脏起搏。

七、预防

正常人群预防动脉粥样硬化和冠心病,属一级预防,一级预防的主要措施在于控制危险因素。包括:①戒烟;②控制体重至理想体重;③坚持有计划的适量运动;④进食低盐、低脂、低糖饮食;⑤控制血压;⑥治疗糖尿病;⑦控制血脂水平,使 LDL 达标(<2.6 mmol/L)。已有冠心病患者预防再梗死和其他心血管事件的发生,属二级预防。

第二节　主动脉夹层

主动脉夹层指主动脉腔内的血液通过内膜的破口进入主动脉壁中层而形成的血肿。急性主动脉夹层是一种不常见、但有潜在生命危险的疾病,如不予以治疗,早期病死率很高。及时进行适当的药物和(或)手术治疗,可明显提高生存率。

一、病因与发病机制

任何破坏中层弹性或肌肉成分完整性的疾病都可使主动脉易患夹层分离。中层胶原及弹性硬蛋白变性所致的中层退行性变是首要的易患因素。囊性中层退行病变是多种遗传性结缔组织缺陷(马方综合征和埃勒斯-当洛综合征)的内在特点。年龄增长和高血压可能是中层退行病变 2 个重要因素。主动脉夹层的好发年龄为 60～70 岁,男性为女性发病率的 2 倍。某些其他先天性心血管畸形,如主动脉瓣单瓣畸形和主动脉缩窄也易并发主动脉夹层。另外,动脉内导管术及主动脉内球囊反搏等诊疗操作也可能引起主动脉夹层。

主动脉夹层开始于主动脉内膜撕裂,血液穿透病变中层,将中层平面一分为二,主动脉壁即出现夹层。由于管腔压力不断推动,分离过程沿主动脉壁推进,典型的为顺行推进,即被主动脉血流向前的力推动,有时也可见从内膜撕裂处逆向推进。主动脉壁分离层之间被血液充盈的空间成为一个假腔,剪切力可能导致内膜进一步撕裂,为假腔内的血流提供出口或额外的进口。假腔可由于血液充盈而扩张,引起内膜突入真腔内,使血管腔狭窄变形。

二、分类

绝大多数主动脉夹层起源于升主动脉和(或)降主动脉。主动脉夹层有 3 种主要的分类方法,对累及的主动脉的部位及范围进行定义(表 5-2,图 5-3)。考虑预后及治疗的不同,所有这 3 种分类方法都是基于主动脉夹层是否累及升主动脉而定。一般而言,夹层分离累及升主动脉有外科手术指征,而对那些未累及升主动脉的夹层分离可考虑药物保留治疗。

表 5-2　常用的主动脉夹层分类方法

分类	起源和累及的主动脉范围
DeBakey 分类法	
Ⅰ 型	起源于升主动脉,扩展至主动脉弓或其远端
Ⅱ 型	起源并局限于升主动脉
Ⅲ 型	起源于降主动脉沿主动脉向远端扩展
Stanford 分类法	
A 型	所有累及升主动脉的夹层分离
B 型	所有不累及升主动脉的夹层分离
解剖描述分类法	
近端	包括 DeBakey Ⅰ 型和 Ⅱ 型,Stanford 法 A 型
远端	包括 DeBakey Ⅲ 型,Stanford 法 B 型

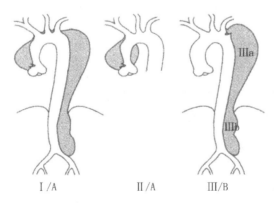

Ⅰ/A　　　　　Ⅱ/A　　　　　Ⅲ/B

图 5-3　主动脉夹层分类

Ⅰ/A:DeBakey Ⅰ 型/StanfordA 型;Ⅱ/A:DeBakey Ⅱ 型/StanfordA 型;

Ⅲ/B:DeBakeyⅢ型/StanfordB 型

三、诊断

(一)临床表现特点

1.症状

急性主动脉夹层最常见的症状是剧烈疼痛,而慢性夹层分离多数可能并无疼痛。典型的疼痛常突然发生,开始时即为剧痛。患者主诉疼痛呈撕裂、撕扯或刀刺样。当夹层分离沿主动脉伸展时,疼痛可沿着夹层分离的走向逐步向其他部位转移。疼痛部位对判断主动脉夹层的部位有帮助,因为局部的症状通常反应累及的主动脉。如胸痛只在前胸部,或最痛之处在前胸部,提示夹层绝大多数累及升主动脉;如胸痛只在肩胛之间,或最痛之处在肩胛之间,则绝大部分累及降主动脉;颈、喉、颌、面部的疼痛强烈提示夹层累及升主动脉;另外,疼痛在背部的任何部位,或腹部和下肢,强烈提示累及降主动脉。

其他一些不常见情况包括充血性心力衰竭、晕厥、脑血管意外、缺血性周围神经病变、截瘫、猝死等。急性充血性心力衰竭几乎均由近端主动脉夹层所致的严重主动脉瓣反流引起。无神经定位体征的晕厥占主动脉夹层的4%~5%,一般需紧急外科手术。

2.体征

在一些病例中,单纯的体检结果就足以提示诊断,而在另外一些情况下,即使存在广泛的主动脉夹层,相应的体征也不明显。远端主动脉夹层患者80%~90%存在高血压,但在近端主动脉夹层患者中高血压较少见。近端主动脉夹层患者与远端主动脉夹层患者相比更易发生低血压。低血压通常是由于心脏压塞、胸腔或腹腔内动脉破裂所致。与主动脉夹层相关的最典型体征如脉搏短绌、主动脉反流杂音、神经系统表现更多见于近端夹层分离。急性胸痛伴脉搏短绌(减弱或缺如)强烈提示主动脉夹层。近端主动脉夹层分离中约50%有脉搏短绌,而远端主动脉夹层中只占15%。

主动脉瓣反流是近端主动脉夹层的严重并发症,一些病例可听到主动脉瓣反流杂音。与近端主动脉夹层相关的主动脉瓣膜反流杂音常呈乐音样,胸骨右缘比胸骨左缘听诊更清晰。根据反流的严重程度不同,可能存在其他主动脉瓣关闭不全的周围血管征象,如水冲脉和脉压增宽。

许多疾病的表现可酷似主动脉夹层,包括急性心肌梗死或严重心肌缺血,非主动脉夹层引起的急性主动脉反流,非夹层分离引起的胸主动脉瘤、腹主动脉瘤、心包炎、肌肉骨骼痛或纵隔肿瘤。

（二）实验室和其他辅助检查特点

临床上，一旦诊断上已怀疑主动脉夹层，必须迅速并准确地确定诊断。目前可用的诊断方法包括主动脉造影、造影增强 CT 扫描、磁共振成像（MRI）检查、经胸或经食管的心脏超声。

1.胸部 X 线检查

最常见的异常是主动脉影变宽，占病例的 80%～90%，局限性的膨出往往出现于病变起源部位。一些病例可出现上纵隔影变宽。如见主动脉内膜钙化影，则可估测主动脉壁的厚度，正常为 2～3 mm，如主动脉壁厚度增加到 10 mm以上，高度提示主动脉夹层（图 5-4）。虽然绝大多数患者有一种或多种胸片的异常表现，但相当部分患者 X 线检查改变不明显。因此，正常的 X 线检查绝不能排除主动脉夹层。

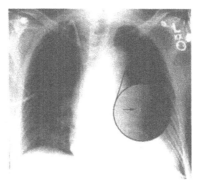

图 5-4　主动脉夹层，X 线检查可见主动脉内膜
钙化影与主动脉影外侧缘相距 10 mm 以上

2.主动脉造影

逆行主动脉造影是主动脉夹层的最可靠诊断技术，如考虑行手术治疗或血管内支架治疗，术前须行主动脉造影。血管造影诊断主动脉夹层的直接征象包括主动脉双腔或分离内膜片，提示夹层分离的间接征象包括主动脉腔变形、主动脉壁变厚、分支血管异常，以及主动脉瓣反流。主动脉造影的主要优点在于能明确主动脉夹层和累及的分支血管范围，也能显示主动脉夹层的一些主要并发症，如假腔内血栓和主动脉瓣反流。

3.计算机体层摄影（CT）

增强 CT 扫描时，如发现内膜片分割或以造影剂密度差来区分 2 个明显的主动脉腔时即可诊断主动脉夹层。与主动脉造影不同，CT 扫描的优点在于它是无创的，但需要使用静脉内造影剂。CT 还有助于识别假腔内的血栓，发现心

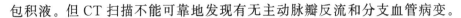
包积液。但 CT 扫描不能可靠地发现有无主动脉瓣反流和分支血管病变。

4.磁共振成像(MRI)

MRI 特别适用于诊断主动脉夹层,能显示主动脉夹层的真假腔、内膜的撕裂位置、剥离的内膜片和可能存在的血栓等。MRI 是无创性检查,也不需使用静脉内造影剂,从而避免了离子辐射。虽然 MRI 以其高度的准确性成为目前无创性诊断主动脉夹层的主要标准,但它存在一些缺点,如对已植入起搏器、血管夹、人工金属心脏瓣膜和人工关节患者禁忌。MRI 也仅提供有限的分支血管图像,不能可靠地识别主动脉瓣反流的存在。另外,由于显影所需时间较长,急性主动脉夹层患者行 MRI 有风险。

5.超声心动图(UCG)

对诊断升主动脉夹层具有重要意义,且易识别并发症(如心包积血、主动脉瓣关闭不全和胸腔积血等)。在 M 型超声中可见主动脉根部扩大,夹层分离处主动脉壁由正常的单条回声带变成 2 条分离的回声带。在二维超声中可见主动脉内分离的内膜片呈内膜摆动征,主动脉夹层形成主动脉真假双腔征。有时可见心包积液或胸腔积液。多普勒超声不仅能检出主动脉夹层管壁双重回声之间的异常血流,而且对主动脉夹层的分型、破口定位及主动脉瓣反流的定量分析都具有重要的诊断价值。经食管超声心动图(TEE)克服了经胸廓 UCG 的一些局限性。它可以采用更高频率的超声检查,从而提供更好的解剖细节。

几种影像方法都各有其特定的优缺点。在选择时,必须考虑各种检查的准确性、安全性和可行性(表 5-3)。

表 5-3　几种影像学方法诊断主动脉夹层的性能

诊断性能	ANGIO	CT	MRI	TEE
敏感性	++	++	+++	+++
特异性	+++	+++	+++	++/+++
内膜撕裂部位	++	+	+++	+
有无血栓	+++	++	+++	+
有无主动脉关闭不全	+++	—	+	+++
心包积液	—	++	+++	+++
分支血管累积	+++	+	++	+
冠状动脉累及	++	—	—	++

注:+++极好,++好,+一般,一无法检测。ANGLO:主动脉造影;CT:计算机体层摄影;MRI:磁共振成像;TEE:经食管超声心动图。

四、治疗

治疗主动脉夹层的主要目的在于阻止夹层分离的进展。那些致命的并发症并不是内膜撕裂本身，而是随之而来的主动脉夹层的并发症，如分离主动脉破裂、急性主动脉瓣关闭不全、急性心脏压塞等。如果不进行及时、适当的治疗，主动脉夹层有很高的病死率。

（一）紧急内科处理

所有高度怀疑有急性主动脉夹层的患者必须予以监护。首要的治疗目的在于解除疼痛并将收缩压降至 13.3～14.7 kPa(100～110 mmHg)[平均动脉压为 8.0～9.3 kPa(60～70 mmHg)]。无论是否存在疼痛和高血压，均应使用 β 受体阻滞剂以降低 dp/dt。对可能要进行手术的患者要避免使用长效降压药物，以免使术中血压控制变得复杂。疼痛本身可以加重高血压和心动过速，可静脉注射吗啡以缓解疼痛。

硝普钠对紧急降低动脉血压十分有效。开始滴速 20 $\mu g/min$，然后根据血压反应调整滴速，最高可达 800 $\mu g/min$。当单独使用时，硝普钠可能升高 dp/dt，这一作用可能潜在地促进夹层分离的扩展。因此，同时使用足够剂量的 β 受体阻滞剂十分必要。

为了迅速降低 dp/dt，应静脉内剂量递增地使用 β 受体阻滞剂，直至出现满意的 β 受体阻滞效应(心率 60～70 次/分)。超短效 β 受体阻滞剂艾司洛尔对动脉血压不稳定准备行手术治疗的患者十分有用，因为如果需要可随时停用。当存在使用 β 受体阻滞剂的禁忌证，如窦性心动过缓、二度或三度房室传导阻滞、充血性心力衰竭、气管痉挛，应当考虑使用其他降低动脉压和 dp/dt 的药物，如钙通道阻滞剂。

当分离的内膜片损害一侧或双侧肾动脉时，可引起肾素大量释放，导致顽固性高血压。在这种情况下可静脉内注射血管紧张素转化酶抑制剂。

如果患者血压正常而非高血压，可单独使用 β 受体阻滞剂降低 dp/dt，如果存在禁忌证，可选择使用非二氢吡啶类钙通道阻滞剂，如地尔硫䓬或维拉帕米。

如果可疑主动脉夹层的患者表现为严重低血压，提示可能存在心脏压塞或主动脉破裂，应快速扩容。如果迫切需要升压药治疗顽固性低血压，可使用去甲肾上腺素。

治疗后一旦患者情况稳定，应立即进行诊断检查。如果病情不稳定，优先使用 TEE，因为它能在急诊室或重症监护病房床边操作而无须停止监护和治疗。如果一个高度可疑夹层分离的患者病情变得极不稳定，很可能发生了主动脉破裂或心脏压塞，患者应立即送往手术室而不是进行影像学诊断。在这种情况下可使用术中 TEE 确定诊断,同时指导手术修补。

(二)心脏压塞的处理

急性近端主动脉夹层经常伴有心脏压塞,这是患者死亡的最常见原因之一。心脏压塞往往是主动脉夹层患者低血压的常见原因。在这种情况下,在等待外科手术修补时通常应进行心包穿刺以稳定病情。

(三)外科手术治疗

主动脉夹层的手术指征和药物治疗指征见表5-4。应该尽可能在患者就诊之初决定是否手术,因为这将帮助选择何种诊断检查方法。手术目的包括切除最严重的主动脉病变节段,切除内膜撕裂部分,通过缝合夹层分离动脉的近端和远端以闭塞假腔的入口。下列因素增加患者的手术风险:高龄、伴随其他严重疾病(特别是肺气肿)、动脉瘤破裂、心脏压塞、休克、心肌梗死、脑血管意外等。

表 5-4　主动脉夹层外科手术和药物治疗的指征

手术指征	药物治疗指征
1.急性近端夹层分离	1.无并发症的远端夹层分离
2.急性远端夹层分离伴下列情况之一	2.稳定的、孤立的主动脉弓夹层分离
(1)重要脏器进行性损害	3.稳定的慢性夹层分离
(2)主动脉破裂或接近破裂	
(3)主动脉瓣反流	
(4)夹层逆行进展至升主动脉	
(5)马方综合征并发夹层分离	

(四)血管内支架技术

使用血管内介入技术可治疗主动脉夹层的高危患者。例如,夹层分离累及肾动脉或内脏动脉时手术死亡率超过50％,血管内支架置入可降低病死率。带膜支架植入血管隔绝术主要适用于 stanford B 型夹层。

五、长期治疗和随访

主动脉夹层患者晚期并发症包括主动脉反流、夹层分离复发、动脉瘤形成或破裂。无论住院期间采用手术还是药物治疗,长期药物治疗以控制血压和 dp/dt 对所有主动脉夹层存活者都适用。主动脉夹层患者随访评估包括反复认真的体格检查,定期 X 线检查和一系列影像学检查包括 TEE、CT 扫描或 MRI 检查。患者刚出院的2年内危险性最高,后危险性逐步降低。因此,早期经常的随访十分重要。

第六章 消化系统重症

第一节 重症急性胰腺炎

一、概述

急性胰腺炎是指多种病因导致胰酶在胰腺内被激活后引起胰腺自身消化的炎症反应。临床上以急性腹痛及血、尿淀粉酶的升高为特点,病情轻重不等。按临床表现和病理改变,可分为轻症急性胰腺炎(MAP)和重症急性胰腺炎(SAP)。前者多见,临床上占急性胰腺炎的 90%,预后良好;后者病情严重,常并发感染、腹膜炎和休克等,病死率高。

二、病因和发病机制

(一)胆管疾病

胆石、蛔虫或感染致使壶腹部出口处梗阻,使胆汁排出障碍,当胆管内压超过胰管内压时,胆汁、胆红素和溶血磷脂酰胆碱及细菌毒素可逆流入胰管,或通过胆胰间淋巴系统扩散至胰腺,损害胰管黏膜屏障,进而激活胰酶引起胰腺自身消化。

(二)十二指肠疾病与十二指肠液反流

一些伴有十二指肠内压增高的疾病,如肠系膜上动脉压迫、环状胰腺、胃肠吻合术后输入段梗阻、邻近十二指肠乳头的憩室炎等,常有十二指肠内容物反流入胰管,激活胰酶,引起胰腺炎。

(三)大量饮酒和暴饮暴食

大量饮酒和暴饮暴食可增加胆汁及胰液分泌、引起十二指肠乳头水肿与

Oddi 括约肌痉挛;乙醇还可使胰液形成蛋白"栓子",使胰液排泄受阻,引发胰腺炎。

(四)胰管梗阻

胰管结石或蛔虫、狭窄、肿瘤、胰腺分裂症等均可引起胰管阻塞,管内压力增高,胰液渗入间质,导致急性胰腺炎。

(五)手术与外伤

腹部手术可能直接损伤胰腺或影响其血供。内镜下逆行胰胆管造影(ERCP)检查时可因重复注射造影剂或注射压力过高,引起急性胰腺炎(约3%)。腹部钝挫伤可直接挤压胰腺组织引起胰腺炎。

(六)内分泌与代谢障碍

甲状旁腺功能亢进症、甲状旁腺肿瘤、维生素 D 过量等均可引起高钙血症,产生胰管钙化、结石形成,进而刺激胰液分泌和促进胰蛋白酶原激活而引起急性胰腺炎。高脂血症可使胰液内脂质沉着,引起血管的微血栓或损坏微血管壁而伴发胰腺炎。

(七)感染

腮腺炎病毒、柯萨奇 B 组病毒、埃可病毒、肝炎病毒感染均可伴急性胰腺炎,特别是急性重型肝炎患者可并发急性胰腺炎。

(八)药物

与胰腺炎有关的药物有硫唑嘌呤、肾上腺糖皮质激素、噻嗪类利尿药、四环素、磺胺类、甲硝唑、阿糖胞苷等,使胰液分泌或黏稠度增加。

另外,有 5%～25% 的急性胰腺炎病因不明,称之为特发性胰腺炎。

急性胰腺炎的发病机制尚未完全阐明。相同的病理生理过程是胰腺消化酶被激活而造成胰腺自身消化。胰腺分泌的消化酶有 2 种形式:一种是有活性的酶,如淀粉酶、脂肪酶等;另一种是以前体或酶原形式存在的无活性酶,如胰蛋白酶原、糜蛋白酶原、弹性蛋白酶原、磷脂酶 A、激肽酶原等。胰液进入十二指肠后被肠酶激活,使胰蛋白酶原转变为胰蛋白酶,胰蛋白酶又引起一连串其他酶原的激活,将磷脂酶原 A、弹性蛋白酶原、激肽酶原分别激活为磷脂酶 A、弹性蛋白酶、激肽酶。磷脂酶 A 使磷脂酰胆碱转变为溶血磷脂酰胆碱,破坏胰腺细胞和红细胞膜磷脂层,使胰腺组织坏死与溶血;弹性蛋白酶溶解血管壁弹性纤维而致出血;激肽酶将血中激肽原分解为激肽和缓激肽,从而使血管扩张和通透性增加,引起水肿和休克。脂肪酶分解中性脂肪引起脂肪坏死。激活的胰酶并可通过血行与淋巴途径到达全身,引起全身多脏器(如肺、肾、脑、心、肝)损害和出血坏死性胰腺炎。研究提示,胰腺组织损伤过程中一系列炎性介质(如氧自由基、血小板活化因子、前列腺素、白三烯、补体、肿瘤坏死因子等)起着重要介导作用,促进急性胰腺炎的发生和发展。

三、临床特点

(一)症状

1.腹痛

腹痛为本病最主要表现。95％急性胰腺炎患者腹痛是首发症状,常在大量饮酒或饱餐后突然发作,程度轻重不一,可以是钝痛、钻顶或刀割样痛,呈持续性,也可阵发性加剧,不能为一般解痉药所缓解。多数位于上腹部、脐区,也可位于左右上腹部,并向腰背部放射。弯腰或前倾位可减轻疼痛。轻症者在3～5天即缓解;重症腹痛剧烈且持续时间长。由于腹腔渗液扩散,可弥漫呈全腹痛。

2.恶心、呕吐

大多数起病后即伴恶心、呕吐,呕吐常较频繁。呕吐出食物或胆汁,呕吐后腹痛不能缓解。

3.发热

大多数为中度以上发热。一般持续3～5天,如发热持续不退或逐日升高,则提示为出血坏死性胰腺炎或继发感染。

4.黄疸

常于起病后1～2天出现,多为胆管结石或感染所致,随着炎症消退逐渐消失,如病后5～7天出现黄疸,应考虑并发胰腺假性囊肿压迫胆总管的可能,或由于肝损害而引起肝细胞性黄疸。

5.低血压或休克

重症常发生低血压或休克,患者烦躁不安、皮肤苍白湿冷、脉搏细弱、血压下降,极少数可突然发生休克,甚至猝死。

(二)体征

轻症急性胰腺炎腹部体征较轻,上腹有中度压痛,无或轻度腹肌紧张和反跳痛,均有腹胀,一般无移动性浊音。

重症急性胰腺炎上腹压痛明显,并有腹肌紧张及反跳痛,出现腹膜炎时则全腹明显压痛、腹肌紧张,重者有板样强直。伴肠麻痹者有明显腹胀、肠鸣音减弱或消失,可叩出移动性浊音。腹水为少量至中等量,常为血性渗液。少数重症患者两侧胁腹部皮肤出现蓝-棕色瘀斑,称为 Grey-Turner 征;脐周皮肤呈蓝-棕色瘀斑,称为 Cullen 征,由血液、胰酶、坏死组织穿过筋膜和肌层进入皮下组织所致。起病 2～4 周后因假性囊肿或胰及其周围脓肿,于上腹可扪及包块。

(三)并发症

1.局部并发症

(1)胰腺脓肿:一般在起病后 2～3 周,因胰腺或胰周坏死组织继发细菌感染而形成脓肿。

(2)假性囊肿:多在起病后 3～4 周形成。由于胰液和坏死组织在胰腺本身或胰周围被包裹而形成囊肿,囊壁无上皮,仅为坏死、肉芽、纤维组织。囊肿常位于胰腺体、尾部,数目不等、大小不一。

2.全身并发症

重症急性胰腺炎常并发不同程度的多器官功能衰竭(MOF)。

(1)急性呼吸衰竭(呼吸窘迫综合征):呼吸衰竭可在胰腺炎发病 48 小时内出现。早期表现为呼吸急促,过度换气,可呈呼吸性碱中毒。动脉血氧饱和度下降,即使高流量吸氧,呼吸困难及缺氧也不易改善,乳酸血症逐渐加重。晚期二氧化碳排出受阻,呈呼吸性及代谢性酸中毒。

(2)急性肾衰竭:少尿、无尿、尿素氮增高,可迅速发展成为急性肾衰竭,多发生于病程的前5天,常伴有高尿酸血症。

(3)心律失常与心功能不全:胰腺坏死可释放心肌抑制因子,抑制心肌收缩,降低血压,导致心力衰竭。心电图可有各种改变,如 ST-T 改变、传导阻滞、期前收缩、心房颤动或心室颤动等。

(4)脑病:表现为意识障碍、定向力丧失、幻觉、躁动、抽搐等,多在起病后3～5 天出现。若有精神症状者,预后差,病死率高。

(5)其他:如弥散性血管内凝血(DIC)、糖尿病、败血症及真菌感染、消化道出血、血栓性静脉炎等。

(四)辅助检查

1.白细胞计数

多有白细胞数增多及中性粒细胞核左移。

2.淀粉酶测定

淀粉酶升高对诊断急性胰腺炎有价值,但无助于水肿型和出血坏死型胰腺炎的鉴别。

(1)血淀粉酶:在起病后 6～12 小时开始升高,24 小时达高峰,常超过正常值 3 倍以上,维持 48～72 小时逐渐下降。若淀粉酶反复升高,提示复发;若持续升高,提示有并发症可能。需注意:淀粉酶升高程度与病情严重性并不一致。在重症急性胰腺炎,如腺泡破坏过甚,血清淀粉酶可不高,甚或明显下降。某些胰外疾病也可引起淀粉酶升高,如胆囊炎、胆石症、溃疡穿孔、腹部创伤、急性阑尾炎、肾功能不全、急性妇科疾病、肠梗阻或肠系膜血管栓塞等,均可有轻度淀粉酶升高。

(2)尿淀粉酶:尿淀粉酶升高较血淀粉酶稍迟,发病后 12～24 小时开始升高,下降缓慢,可持续 1～2 周,急性胰腺炎并发肾衰竭者尿中可测不到淀粉酶。

3.血清脂肪酶测定

急性胰腺炎时,血清脂肪酶的增高较晚于血清淀粉酶,于起病后 24～72 小时开始升高,持续 7～10 天,对起病后就诊较晚的急性胰腺炎患者有诊断价值,而且特异性也较高。

4.血钙测定

急性胰腺炎时常发生低钙血症。低血钙程度和临床病情严重程度相平行。若血钙<1.75 mmol/L,仅见于重症胰腺炎患者,为预后不良征兆。

5.其他生化检查

急性胰腺炎时,暂时性血糖升高常见,与胰岛素释放减少和胰高血糖素释放增加有关。持久性的血糖升高(>10 mmol/L)反映胰腺坏死。部分患者可出现高脂血症、高胆红素血症。胸腔积液或腹水中淀粉酶可明显升高。如出现低氧血症、低蛋白血症、血尿素氮升高等,均提示预后不良。

6.影像学检查

超声与 CT 显像对急性胰腺炎及其局部并发症有重要的诊断价值。急性胰腺炎时,超声与 CT 检查可见胰腺弥漫性增大,其轮廓及其与周围边界模糊不清,胰腺实质不均,坏死区呈低回声或低密度图像,并清晰显示胰内、外组织坏死的范围与扩展方向,对并发腹膜炎、胰腺囊肿或脓肿诊断也有帮助。肾衰竭或因过敏而不能接受造影剂者可行 MRI 检查。

胸部 X 线检查可显示与胰腺炎有关的肺部表现,如胸腔积液、肺不张、急性肺水肿等。腹部 X 线检查可发现肠麻痹或麻痹性肠梗阻征象。

四、诊断和鉴别诊断

急性上腹痛,血、尿淀粉酶显著升高时,应想到急性胰腺炎的可能,但重症胰腺炎淀粉酶可能正常，故诊断必须结合临床表现、必要的实验室检查和影像学检查结果，并排除其他急腹症者方能确立诊断。具有以下临床表现者有助于重症胰腺炎的诊断。①症状：烦躁不安、四肢厥冷、皮肤呈斑点状等休克征象。②腹肌强直，腹膜刺激征阳性，Grey-Turner 征或 Cullen 征出现。③实验室检查：血钙降至 2 mmol/L 以下，空腹血糖＞11.2 mmol/L（无糖尿病史），血、尿淀粉酶突然下降。④腹腔穿刺有高淀粉酶活性的腹水。

前已述及，胰腺外疾病也可出现淀粉酶升高，许多胸、腹部疾病也会出现腹痛，故在诊断急性胰腺炎时，应结合病史、体征、心电图、有关的实验室检查和影像学检查加以鉴别。

五、急诊处理

（一）一般处理

1.监护

严密观察体温、脉搏、呼吸、血压与尿量。密切观察腹部体征变化，不定期检测血、尿淀粉酶和电解质（K^+、Na^+、Cl^-、Ca^{2+}）、血气分析、肾功能等。

2.维持血容量及水、电解质平衡

因呕吐、禁食、胃肠减压而丢失大量水分和电解质，需给予补充。尤其是重症急性胰腺炎，胰周大量渗出，有效血容量下降将导致低血容量性休克。每天补充 3 000～4 000 mL 液体，包括晶体溶液和胶体溶液，如输新鲜血、血浆或清蛋白，注意电解质与酸碱平衡，尤其要注意低钾和酸中毒。

3.营养支持

对重症胰腺炎尤为重要。早期给予全胃肠外营养（TPN），如无肠梗阻，应尽早进行空肠插管，过渡到肠内营养（EN）。可增强肠道黏膜屏障，防止肠内细菌移位。

4.止痛

可用哌替啶 50～100 mg 肌内注射，必要时可 6～8 小时重复注射。禁用吗啡，因吗啡对 Oddi 括约肌有收缩作用。

（二）抑制或减少胰液分泌

1.禁食和胃肠减压

以减少胃酸和胰液的分泌，减轻呕吐与腹胀。

2.抗胆碱能药物

如阿托品 0.5 mg，每 6 小时肌内注射 1 次，能抑制胰液分泌，并改善胰腺微

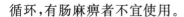

循环,有肠麻痹者不宜使用。

3.制酸药

如 H_2 受体拮抗药法莫替丁静脉滴注或质子泵抑制剂奥美拉唑 20～40 mg 静脉注射,可以减少胃酸分泌以间接减少胰液分泌。

4.生长抑素及其类似物奥曲肽

可抑制缩胆囊素、促胰液素和促胃液素释放,减少胰酶分泌,并抑制胰酶和磷脂酶活性。

(三)抑制胰酶活性

可抑制胰酶分泌及已释放的胰酶活性,适用于重症胰腺炎早期治疗。

1.抑肽酶

抑制胰蛋白酶。抑制纤溶酶和纤溶酶原的激活因子,从而阻止纤溶酶原的活化,可以防治纤维蛋白溶解引起的出血。

2.加贝酯

加贝酯是一种合成胰酶抑制药,具有强力抑制胰蛋白酶、激肽酶、纤溶酶、凝血酶等活性作用,从而阻止胰酶对胰腺的自身消化作用。

(四)抗生素

因胆管感染、急性胰腺炎继发感染及肠道细菌移位,故可给予广谱抗生素。

(五)并发症的处理

急性呼吸窘迫综合征除用地塞米松、利尿药外,还应做气管切开,并使用呼气末正压人工呼吸器。有高血糖或糖尿病时,使用胰岛素治疗;有急性肾衰竭者采用透析治疗。

(六)内镜下 Oddi 括约肌切开术

适用于胆源性胰腺炎合并胆管梗阻或胆管感染者,行 Oddi 括约肌切开术和(或)放置鼻胆管引流。

(七)手术治疗

适应证有:①急性胰腺炎诊断尚未肯定,而又不能排除内脏穿孔、肠梗阻等急腹症时,应进行剖腹探查。②合并腹膜炎经抗生素治疗无好转者。③胆源性胰腺炎处于急性状态,需外科手术解除梗阻。④并发胰腺脓肿、感染性假性囊肿或结肠坏死,应及时手术。

第二节　急性重症胆管炎

急性重症胆管炎（ACST）过去称为急性梗阻性化脓性胆管炎（AOSC），是由于胆管梗阻和细菌感染，胆管内压升高，肝脏胆血屏障受损，大量细菌和毒素进入血液循环，造成以肝胆系统病损为主，合并多器官损害的全身严重感染性疾病，是急性胆管炎的严重形式。

一、病因及发病机制

其病因及发病机制主要与以下因素有关。

（一）胆管内细菌感染

正常人胆汁中无细菌。当胆管系统发生病变时（如结石、蛔虫、狭窄、肿瘤和胆管造影等），可引起胆汁含菌数剧增，并在胆管内过度繁殖，形成持续菌胆症。细菌的种类绝大多数为肠源性细菌，以需氧革兰氏阴性杆菌阳性率最高，其中以大肠埃希菌最多见，也可见副大肠杆菌、产气杆菌、绿脓杆菌、变形杆菌和克雷伯杆菌属等。需氧和厌氧多菌种混合感染是 ACST 细菌学特点。细菌产生大量强毒性毒素是引起本病全身严重感染综合征、休克和多器官衰竭的重要原因。

（二）胆管梗阻和胆压升高

导致胆管梗阻的原因有多种，常见的病因依次为结石、寄生虫感染（蛔虫、中华分支睾吸虫）、纤维性狭窄。较少见的梗阻病因有胆肠吻合术后吻合口狭窄、医源性胆管损伤狭窄、先天性肝内外胆管囊性扩张症、先天性胰胆管汇合畸形、十二指肠乳头旁憩室、原发性硬化性胆管炎和各种胆管器械检查操作等。胆管梗阻所致的胆管内高压是 ACST 发生、发展和恶化的首要因素。

（三）内毒素血症和细胞因子的作用

内毒素是革兰氏阴性菌细胞壁的一种脂多糖成分，其毒性存在于类脂 A 中。内毒素具有复杂的生理活性，在 ACST 的发病机制中发挥重要作用。

（四）高胆红素血症

当胆管压力超过 3.4 kPa（25.7 mmHg）时，肝毛细胆管上皮细胞坏死、破裂，胆汁经肝窦或淋巴管逆流入血，即胆小管静脉反流，胆汁内结合和非结合胆红素大量进入血液循环，引起以结合胆红素升高为主的高胆红素血症。

(五)机体应答反应

1.机体应答反应异常

各种损伤因所触发的体内多种内源性介质反应,在脓毒症和多器官功能障碍的发病中所起的介导作用也非常重要。

2.免疫防御功能减弱

本病所造成的全身和局部免疫防御系统的损害是感染恶化的重要影响因素。

二、分型

(一)病理分型

1.胆总管梗阻型胆管炎

主要由于胆总管的梗阻而发生的 ACST,此型占 80%以上。病理范围波及整个胆管系统,较早出现胆管高压和梗阻性黄疸,病情发展迅速,很快成为全胆管胆管炎。

2.肝内胆管梗阻型胆管炎

主要是肝内胆管结石合并胆管狭窄发生的胆管炎。因病变常局限于肝内的一叶或一段,虽然有严重感染存在,可无明显腹部疼痛,黄疸也往往较少发生。此型胆管炎的临床症状比较隐蔽,同时由于肝内感染灶因胆管梗阻,得不到通畅引流,局部胆管扩张,很快出现胆管内高压,胆血屏障被破坏,大量细菌内毒素进入血内,发生败血症。

3.胰源性胆管炎

胆管急性感染时,可发生急性胰腺炎。反之,胰腺炎时,胰液反流入胆管引起胰源性胆管炎或胆囊炎。此型患者往往是胰腺炎与胆管炎同时存在,增加了病理的复杂性与严重性。

4.胆管反流性胆管炎

在胆管肠道瘘或胆肠内引流术后,特别是胆总管-十二指肠吻合术后,由于肠道内容物和细菌进入胆管,尤其当胆管有梗阻时,可引起复发性反流性胆管炎。

5.寄生虫性胆管炎

临床上常见的寄生虫性胆管炎,多由胆管蛔虫所引起,占胆管疾病的 8%~12%。中华分支睾吸虫被人体摄入,寄生于肝胆管和胆囊内。如引起胆管梗阻和感染,可发生急性胆管炎,严重病例可出现梗阻性黄疸和肝脓肿。肝包囊虫破入胆管后,也可发生急性胆管炎。严重的胆管感染可引起中毒性休克。

6.医源性胆管炎

内镜技术和介入治疗的发展,相应一些操作如经皮肝穿刺胆管造影(PTC)、经皮肝穿刺引流(PTCD)、ERCP、内镜下乳头切开术(EST)、经"T"形管进行胆管造影、经"T"形管窦道胆管镜取石等,术后发生急性胆管炎的概率越来越多,特别是在胆管梗阻或感染的情况下更易发生。

(二)临床分型

1.暴发型

有些 ACST 可迅速发展为感染性休克和胆源性败血症,进而转变为 DIC 或多器官功能障碍综合征(MODS)。肝胆系统的病理改变呈急性蜂窝织炎,患者很快发展为致命的并发症。

2.复发型

若胆管由结石或蛔虫形成活塞样梗阻或不完全梗阻,感染胆汁引流不畅,肝胆系统的急性、亚急性和慢性病理改变可交替出现并持续发展。胆管内高压使毛细胆管和胆管周围发生炎症、局灶性坏死和弥漫性胆源性肝脓肿。感染也可扩散到较大的肝内、外胆管壁,引起胆管壁溃疡及全层坏死穿孔,形成膈下或肝周脓肿。肝内或肝周脓肿可能是化脓性细菌的潜在病灶,使急性胆管炎呈多次复发的病理过程。感染灶内血管胆管瘘,可导致胆管感染和周期性大出血。

3.迁延型

在胆管不全性梗阻和慢性炎症情况下,胆管壁发生炎性肉芽肿和纤维性愈合,继而发展为瘢痕性胆管狭窄、胆汁性肝硬化和局灶性肝萎缩等病理改变。这些改变又常合并肝内隐匿性化脓性病灶,在肝功能逐渐失代偿情况下,致使急性化脓性胆管炎的临床经过呈迁延性,最终发展为整个肝胆系统多种不可逆性病理损害,预后不良。

4.弥漫型

ACST 的感染成为全身性脓毒血症。由于感染的血液播散,引起肝、肺、肾、脾、脑膜等器官的急性化脓性炎症或脓肿形成。在急性化脓性胆管炎反复发作的同时,出现多器官和系统的功能衰竭。

三、临床表现

(一)原发胆管疾病

多数患者有长期胆管感染病史,部分患者有过 1 次以上胆管手术史。原发

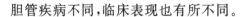

胆管疾病不同,临床表现也有所不同。

1.胆管蛔虫病和先天性胆管病

多见于儿童和青年,胆管蛔虫症多为剑突下阵发性钻头顶样绞痛,症状与体征分离。

2.胆管结石多于青壮年起病,持续而呈阵发性加剧的剑突下或右上腹绞痛,可伴不同程度的发热和黄疸。

3.胆管肿瘤

以中老年最为常见,多表现为持续性上腹胀痛,放射至同侧肩背部,常伴有进行性重度梗阻性黄疸。可在胆管造影或介入治疗后出现腹痛加剧、寒战发热和全身中毒症状。接受过胆管手术治疗的患者,多在反复发作急性胆管炎后出现 AOSC。

(二)急性胆管感染和全身脓毒性反应

急性胆管感染的症状为各类胆管炎所共有。典型表现为右上腹痛、发热和黄疸的 Charcot 三联征,临床表现因原发病不同而异。根据梗阻部位不同,将其分为肝内梗阻和肝外梗阻。

1.肝外胆管梗阻型

肝外胆管梗阻型一般起病较急骤,腹上区较剧烈疼痛、畏寒发热及黄疸,即 Charcot 三联征,这是肝外梗阻型 AOSC 的典型临床表现。腹痛多为持续性,并有阵发性加剧。高热是此症的特点,热型多为弛张热,常是多峰型,体温一般持续在 39℃以上,不少患者可达 41℃。发热前常有畏寒或寒战,有时每天可能有多次寒战及弛张高热。①恶性胆管梗阻:多有深度黄疸和高胆红素血症,尿黄如茶、大便秘结,少数患者胆管完全阻塞,黄疸在不断加深的同时粪便变成灰白色,常伴恶心、呕吐。腹部检查时发现腹上区饱满,腹式呼吸减弱,右上腹及剑突下有明显压痛及肌紧张,肝呈一致性增大,并有明显的压痛和叩击痛,肋下触及肿大的胆囊。②合并肝脓肿时:该处的肋间饱满,凹陷性水肿,并有定点压痛。炎症波及周围者,腹上区压痛及肌紧张更明显。胆管、胆囊发生坏疽穿孔后,则表现局限性或弥漫性腹膜炎刺激征,即有明显压痛、反跳痛和肌紧张。

2.肝内胆管梗阻型

肝内胆管梗阻型指左右肝胆管汇合以上的梗阻,在我国最常见。其主要特点是阻塞部位越高腹痛越轻,甚至可无疼痛,仅以寒热为主诉而就诊者并不罕见。若非双侧一级胆管同时受阻,则无黄疸或轻度黄疸。缺乏上腹压痛和腹膜刺激征,肝脏常呈不均匀的肿大,以患侧肿大为著,并有明显压痛和叩击痛,胆囊一般不肿大。病变侧肝脏可因长期或反复梗阻致肝纤维化、萎缩。由于梗阻部位高而局限,胆管内高压缺乏缓冲余地,更易发生胆管周围炎及败血症,故全身感染症状常更突出。由于临床症状不典型,易延误诊治。

(三)感染性休克和 MODS

ACST 常起病急骤,多在腹痛和寒战之后出现低血压,病情严重者可发生于发病后数小时内。出现低血压之前,患者常烦躁不安,脉搏增快,呼吸急促,血压可短暂上升,随后迅速下降,脉搏细弱。随着病情加重发生意识障碍,以反应迟钝、神志恍惚、烦躁不安、谵妄、嗜睡多见,重者可发展至昏迷状态。过去曾认为,低血压和肝性脑病是主要表现,事实上脓毒性反应可累及循环、呼吸、中枢神经系统及肝脏、肾脏等全身各重要系统及器官而出现相应的症状,因而其临床表现是复杂多样的。

四、辅助检查

(一)实验室检查

除年老体弱和机体抵抗力很差者,多有血白细胞计数显著增高,其上升程度与感染严重程度成正比,分类可见核左移;胆管梗阻和肝细胞坏死可引起血清胆红素、尿胆红素、尿胆素、碱性磷酸酶、血清转氨酶、γ-谷氨酰转肽酶、乳酸脱氢酶等升高。如同时有血清淀粉酶升高,表示伴有胰腺炎。血小板计数降低和凝血酶原时间延长,提示有 DIC 倾向。此外,常可有低氧血症、代谢性酸中毒、低血钾、低血糖等。血细菌培养阳性,细菌种类与胆汁中培养所得一致。

(二)B 超检查

B 超检查是最常应用的简便、快捷、无创伤性辅助诊断方法,可显示胆管扩大范围和程度以估计梗阻部位,可发现结石、蛔虫、直径＞1 cm 的肝脓肿、膈下脓肿等。可见胆总管甚至肝内胆管均有明显扩大(一般直径在 1.5～2.5 cm),胆管内有阻塞因子存在(主要是胆石和胆管蛔虫,偶可为胆管癌或壶腹部癌),肝脏或胆囊也常有增大。

(三)胸、腹部 X 线检查

胸、腹部 X 线检查有助于诊断脓胸、肺炎、肺脓肿、心包积脓、膈下脓肿、胸膜炎等。胆肠吻合手术后反流性胆管炎的患者,腹部 X 线检查可见胆管积气,上消化道钡餐示肠胆反流。腹部 X 线检查还可同时提供鉴别诊断,可排除肠梗阻和消化道穿孔等。

(四)CT 检查

ACST 的 CT 图像,不仅可以看到肝胆管扩张、结石、肿瘤、肝脏增大、萎缩等的征象,有时还可发现肝脓肿。若怀疑急性重症胰腺炎,可做 CT 检查。

(五)经内镜逆行胆管引流(ERBD)、PTCD

ERBD、PTCD 既可确定胆管阻塞的原因和部位,又可做应急的减压引流,但有加重胆管感染或使感染淤积的胆汁漏入腹腔的危险。如果 B 超检查发现肝内胆管有扩张,进一步做 PTC,更可以明确真相,抽出的胆汁常呈脓性,细菌培养结果阳性者往往达 90% 以上;胆管内压也明显增高,一般均在 2.5 kPa(250 mmH$_2$O)以上,有时可高达 4.0 kPa(400 mmH$_2$O)。

(六)磁共振胆胰管成像(MRCP)

MRCP 可以详尽地显示肝内胆管树的全貌、阻塞部位和范围。图像不受梗阻部位的限制,是一种无创伤性的胆管显像技术,已成为目前较理想的影像学检查手段。MRCP 比 PTC 更清晰,它可通过三维胆管成像(3D MRC)进行多方位不同角度扫描观察,弥补平面图上由于组织影像重叠遮盖所造成的不足,对梗阻部位的确诊率达 100%,对梗阻原因确诊率达 95.8%。

五、诊断

(一)诊断标准

除根据病史、体征和辅助检查外,可参照全国座谈会制定的标准诊断,即有胆管梗阻,出现休克(动脉收缩压<9.3 kPa)或有以下 2 项者,即可诊断为 ACST:①精神症状差。②脉搏>120 次/分。③白细胞计数>20×10^9/L。④体温>39℃或<36℃。⑤胆汁为脓性伴有胆管内压力明显增高。⑥血培养阳性或内毒素升高。

ACST 可因胆管穿孔、肝脓肿溃破引起脓毒败血症、胆管出血、邻近体腔脓肿及多脏器化脓性损害和功能障碍,故可出现相应的多种症状,须密切观察,及时检查确诊。但是,ACST 的病理情况复杂,不能待所有症状全部出现。肝外胆管梗阻型患者,术中探查见胆总管压力较高,内有脓性胆汁,常伴有结石和蛔虫等,胆汁细菌培养常为阳性。肝内胆管梗阻型,则手术中可见肝外胆管内压不高,胆汁也可无脓性改变,但当松动肝内胆管的梗阻后,即有脓性胆汁涌出,便可确定哪侧肝胆管梗阻。

(二)临床分期

ACST 的病理情况复杂,临床过程也不一致,根据疾病发展的基本规律,按"华西分级标准"可以归纳为四级:Ⅰ级(单纯 ACST),胆管有梗阻和感染的因素,并出现急性胆管炎的症状,病变局限于胆管范围内;Ⅱ级(ACST 伴感染性休克),胆管梗阻和感染发展,产生胆管内高压,胆管积脓,出现内毒素血症、败血症和感染性休克;Ⅲ级(ACST 伴胆源性肝脓肿),胆管内压力进一步增高,肝脏的病理损伤加重,继发肝脓肿,患者表现为顽固性败血症、脓毒血症和感染性休克,内环境紊乱难以纠正;Ⅳ级(ACST 伴多器官衰竭),患者休克进一步发展,引起MODS,危及患者生命。

分级是病情程度的划分,但病情恶化并不一定按顺序逐级加重,患者可因暴发性休克而迅速死亡,也可不经休克或肝脓肿而发生 MODS。经有效的治疗后,病情又可出现不同程度的缓解,甚至痊愈。

六、治疗

(一)处理原则

ACST 一经诊断,应迅速采用强有力的非手术治疗措施。根据患者对治疗的早期反应来决定进一步采取何种治疗对策。如经过数小时的非手术治疗和观察,病情趋于稳定,全身脓毒症表现减轻,腹部症状和体征开始缓解,则继续采用非手术疗法。一旦非手术治疗反应不佳,即使病情没有明显恶化或病情一度好转后再度加重,则应积极地进行胆管减压引流。早期有效地解除胆管梗阻、降低胆压是 ACST 治疗的基本着眼点和关键环节。长期实践证明,外科手术是最迅速、最确切的胆管减压方法。但急症手术也存在一些不足之处。

首先,患者处于严重感染中毒状态下,对手术和麻醉的耐受能力均差,手术死亡率和并发症发生率较择期手术高。

其次,局部组织因急性炎症,有时合并凝血功能障碍甚至伴有肝硬化、门静脉高压,加上过去胆管手术所形成的瘢痕性粘连等,常给手术带来很大困难,少数极困难者亦有由于渗血不止或找不到胆管而被迫终止手术的。

最后,由于此症常发生在合并有复杂胆管病理改变的基础上,如广泛的肝内胆管结石或肝胆管狭窄,在全身和局部恶劣条件下,不允许较详细探查和处理肝内胆管和肝脏病变,常需再次手术解决。

近年来,非手术胆管减压术已成为 ACST 急症处理方法之一,对胆管起到一定的减压作用,使患者度过急性期,经充分检查和准备后,行计划性择期手术,从而避免因紧急手术时可能遗留的病变而需二期手术处理。但是,各种非手术胆管减压方法的治疗价值是有限的,有其特定的适应证,并且存在一定的并发症,不能完全取代传统的手术引流。因此,外科医生应根据患者的具体病情、梗阻病因及可能的肝胆系统病变范围来选择有利的胆管减压方式和时机,并处理好全身治疗和局部治疗、手术与非手术治疗的关系。

(二)全身治疗

全身治疗的目的是有效的控制感染、恢复内环境稳定、纠正全身急性生理紊乱、积极的防治休克及维护重要器官功能,为患者创造良好的手术时机,是ACST治疗的基本措施,也是胆管减压术围手术期处理的重要内容。

1.一般处理措施

(1)全面检查,了解患者的主要脏器功能。

(2)改善全身状态。

(3)禁食及胃肠减压;保持呼吸道通畅,给予吸氧;高热者采取物理降温,因应用药物降温常对肝脏不利,故应慎用;解痉止痛。

2.纠正全身急性生理紊乱

(1)补充血容量和纠正脱水应在动脉压、中心静脉压、尿量、血气和电解质、心肺功能等监测下补充血容量,纠正脱水。

(2)纠正电解质紊乱和代谢性酸中毒。

(3)营养和代谢支持:ACST患者处于全身高代谢状态,同时由于肝脏首先受累而易于发生代谢危机。因此,当循环稳定后,应立即经胃肠外途径给予营养和代谢支持。

3.抗菌药物治疗合理的选择

抗菌药物是有效的控制感染的重要环节之一。ACST的细菌大多来自肠道,最常见的是混合细菌感染。在选用药物时,应首先选用对细菌敏感的广谱抗菌药物,既要注意能控制需氧菌,又要注意控制厌氧菌,同时强调要足量和联合用药,这既可扩大抗菌谱、增强抗菌效果,又可降低和延缓耐药性的产生。

4.防治休克

出现休克时,要严密监护,做好中心静脉压的测定、监护和动态分析。留置导尿管,记录每小时的尿量和密度。防治休克主要包括以下几个方面。

(1)扩充血容量:维持每小时尿量在30 mL以上。

(2)纠正酸中毒:纠正酸中毒可以改善微循环,防止弥散性血管内凝血的发生和发展,并可使心肌收缩力加强和提高血管对血管活性药物的效应。

(3)血管活性药物的应用:血管活性药物包括扩血管药物和缩血管药物。无论应用何种血管活性药物,必须补足有效血容量,纠正酸中毒,这对扩血管药物来讲尤为重要。除早期轻型休克或高排低阻型可单独应用缩血管药物外,晚期病例或低排高阻型宜应用扩血管药物,如山莨菪碱、阿托品、酚妥拉明等。也可将扩血管药物和缩血管药物联合应用,常用的药物为多巴胺或多巴酚丁胺与间羟胺联用,既可增加心排血量,又不增加外围血管阻力,并扩张肾动脉,维护肾功能。缩血管药物单独应用时以选用间羟胺或去氧肾上腺素为宜。

(4)肾上腺糖皮质激素:能抑制脓毒症时活化巨噬细胞合成、释放促炎性细胞因子,以及改善肝脏代谢,因而有助于控制 ACST 时肝内及全身炎症反应。能使血管扩张以改善微循环,增强对血管活性药物的反应,在一定程度上具有稳定细胞溶酶体膜的作用,减轻毒血症症状。强调早期、大剂量、短程使用。常用剂量为氢化可的松每天 200～400 mg,地塞米松每天 10～20 mg,待休克纠正后即应停用。

(5)防治弥散性血管内凝血:可用复方丹参注射液 20～40 mL 加入 10％葡萄糖液 250 mL 中静脉滴注,每日 1～2 次。亦可用短程小量肝素治疗,剂量为0.5～1.0 mg/kg,每 4～6 小时静脉滴注 1 次,使凝血时间(试管法)延长至正常的 2～3 倍。

(6)强心剂的应用:ACST 时,多为低排高阻型休克,故宜早期使用毛花苷 C0.4 mg 加入 5％葡萄糖溶液 40 mL 中静脉滴注,以增强心肌功能,使肺循环及体循环得以改善。如发生心功能衰竭,4～6 小时可重复 1 次。

5.积极支持各器官系统功能和预防多器官功能衰竭

(1)注意肝脏功能变化:ACST 往往引起肝脏功能的严重损害,目前监测方法尚不能及早发现肝功能衰竭,多在出现精神症状、肝性脑病后做出诊断,因此必须高度重视肝脏功能的保护。

(2)防止肾衰竭:肾衰竭的临床判定指标虽然明确,多能及早发现,但肾脏不像肝脏那样具有较大储备力,一旦发生衰竭,救治亦比较困难,因此应注意预防肾衰竭和对肾脏的监护。应在充分补足液体量的同时间断应用利尿剂,以利于排除毒性物质、"冲洗"沉积于肾小管内的胆栓。当少尿或无尿时,应给予大剂量呋塞米(400～500 mg/d)及酚妥拉明、普萘洛尔,也可用微量泵持续静脉泵入多巴胺。

(3)预防呼吸功能衰竭:呼吸功能衰竭早期临床上也无简便易行的观察指标,一旦症状明显,肺功能障碍处于不可逆状态,往往缺乏有效治疗措施。必要

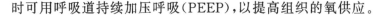

时可用呼吸道持续加压呼吸(PEEP),以提高组织的氧供应。

(三)非手术胆管减压

胆管梗阻所致的胆管内高压是炎性病变发展和病情加重的基本原因,不失时机的有效胆管减压,是缓解病情和降低病死率的关键。近年来,非手术性胆管减压术已用于 ACST 的治疗,并获得了一定的疗效。

1.内镜鼻胆管引流(ENBD)

ENBD 是通过纤维十二指肠镜,经十二指肠乳头向胆管内置入 7F 鼻胆管引流管,由十二指肠、胃、食管、鼻引出体外。此法具有快捷、简便、经济、创伤小、患者痛苦小、并发症少、恢复快、不用手术和麻醉等特点,是一种安全可靠的非手术引流减压方法。ENBD 可重复行胆管造影,具有诊断价值,能明确胆管梗阻的原因和程度,可抽取胆汁进行细菌培养、取出胆管蛔虫,对于泥沙样结石、胆泥或结石小碎片,可经鼻胆管冲洗引流。通过胆管口括约肌切开,用气囊导管或取石篮将结石取出,如胆管内的结石太大,取出困难,可用特制的碎石篮先将结石夹碎。部分病例经单用此法可得到治愈。但这一积极措施只适用于部分胆管病变,如胆总管下端结石的病例,而在高位胆管阻塞时引流常难达到目的。对于胆总管多发结石包括需机械碎石的大结石,在紧急情况下完全清除胆管病变,建立满意的胆管减压并非必要,并具有潜在的危险性。通过胆管口括约肌切开还有利于胰液的引流,降低胰管压力,减少胰腺炎的发生。影响其治疗效果的主要因素是鼻导管管径较细,易为黏稠脓性胆汁、色素性结石沉渣和胆泥所堵塞。

因此,泥沙样胆结石引起者,不宜采用 ENBD。最常见的并发症是咽部不适、咽炎及导管脱出。导管反复插入胰管,也有感染扩散,可诱发胰腺炎,甚至发生重症急性胰腺炎。ENBD 前后应用生长抑素及直视下低压微量注射造影剂可降低胰腺炎的发生。

2.EST

这是一项在 ERCP 基础上发展而来的治疗性新技术,随着该项技术的不断改良,其安全性和成功率也在提高,乳头括约肌切开以后,胆管内的结石可以随即松动、排出,胆管内的高压脓性胆汁也可以向下引流而达到胆管减压的目的。

3.内镜胆管内支撑管引流

经纤维内镜置入胆管内支撑管引流,它不仅可以解除胆管梗阻,通畅胆汁引流,排出淤滞的胆汁,而且保证了胆肠的正常循环,是一种比较理想的、符合生理的非手术引流方法。内支撑管分别由聚乙烯、聚四氟乙烯制成。现多采用一种有许多侧孔且两端各有侧瓣的直的内支撑管(5~9F)。最常见的并发症是胆汁引流不通畅引起的胆管炎。缺点是不能重复造影,支撑管堵塞时不能冲洗,只能在内镜下换管。

4.PTCD

PTCD是在PTC的基础上,经X线透视引导将4~6F导管置入阻塞以上胆管的适当位置,可获得满意的引流效果。它既可以引流肝外胆管,也可以引流单侧梗阻的肝内胆管。本法适用于肝内胆管扩张者,特别适用于肝内阻塞型。具有操作方便、成功率高、疗效显著等特点。可常规作为此症的初期治疗措施,为明确胆管病变的诊断及制订确定性治疗对策赢得时间。

PTCD内引流是使用导丝通过梗阻部位进入梗阻下方,再将有多个侧孔的引流管沿导丝送入梗阻下方,使胆汁经梗阻部位进入十二指肠。若肝门部梗阻,需要在左、右肝管分别穿刺置管。PTCD本身固有的并发症包括出血、胆瘘、诱发加重胆管感染及脓毒症。进行完善的造影,应在PTCD后数日病情确已稳定后进行。当肝内结石致肝内胆管系统多处梗阻,或肝内不同区域呈分隔现象,以及色素性结石沉渣和胆泥易堵塞引流管时,引流出来的胆汁量常不能达到理想程度。

因此,应选择管径足够大的导管,在超声引导下有目的做选择性肝内胆管穿刺。PTCD后每天以抗菌药物溶液常规在低压下冲洗导管和胆管1~2次。引流过程中,一旦发现PTCD引流不畅或引流后病情不能改善时,应争取中转手术。经皮肝穿刺后,高压脓性胆汁可经穿刺孔或导管脱落后的窦道发生胆管腹腔漏,形成局限性或弥漫性腹膜炎,还可在肝内形成胆管血管漏而导致脓毒败血症、胆管出血等并发症,故仍须谨慎选用,不能代替剖腹手术引流。在老年、病情危重不能耐受手术者,可作为首选对象。对于凝血机制严重障碍、有出血倾向或肝肾功能接近衰竭者,应视为禁忌证。

以上几种非手术的胆管引流法各有其适应证:①对于胆管结石已引起肝内胆管明显扩张者,一般以PTCD最为相宜。②对嵌顿在壶腹部的胆石,可考虑做内镜括约肌切开。③对估计不可能根治的壶腹部癌或胆管癌,可通过内镜做内引流术作为一种姑息疗法。总之,胆石症患者一旦急性发作后引起急性胆管炎,宜在患者情况尚未恶化以前及时做手术治疗,切开胆管、取尽胆石并设法使胆管通畅引流,这是防止病变转化为AOSC的关键措施。

(四)手术治疗

近年来由于强有力的抗菌药物治疗和非手术胆管减压措施的应用,使需要急症手术处理的ACST病例有减少趋势。然而,各种非手术措施并不能完全代替必要的手术处理,急症手术胆管减压仍是降低此病死亡率的基本措施。目前,摆在外科医生面前的是手术的适应证和时机的选择。因此,应密切观察病情变化,以及对全身支持治疗和非手术胆管减压的反应,在各器官功能发生不可逆损害病变之前,不失时机地行胆管引流术。

1.手术治疗的目的

手术治疗的目的是解除梗阻、祛除病灶、胆管减压、通畅引流。

2.手术适应证

手术时机应掌握在 Charcot 三联征至 Reynold 五联征之间,如在已发生感染性休克或发生 MODS 时手术,往往为时过晚。恰当的掌握手术时机是提高疗效的关键,延误手术时机则是患者最主要的死亡因素。若出现下列情况时应及时手术。

(1)经积极的非手术治疗,感染不易控制,病情无明显好转,黄疸加深、腹痛加剧、体温在 39℃ 以上,胆囊胀大并有持续压痛。

(2)出现精神症状或预示出现脓毒性休克。

(3)肝脓肿破裂、胆管穿孔引起弥漫性腹膜炎。对于年老体弱或有全身重要脏器疾病者,因代偿功能差,易引起脏器损害,一旦发生,难以逆转,故应放宽适应证,尽早手术。

3.手术方法

手术方法主要根据患者的具体情况而定,其基本原则是以抢救生命为主,关键是行胆管减压,解除梗阻,通畅引流。手术方法应力求简单、快捷、有效,达到充分减压和引流的目的即可。有时为了避免再次手术而追求一次性彻底解决所有问题,在急诊手术时做了过多的操作和过于复杂的手术,如术中胆管造影、胆囊切除、胆肠内引流术等,对患者创伤大,手术时间延长,反而可加重病情。对于复杂的胆管病变,难以在急症情况下解决者,可留做二期手术处理。分期分阶段处理,适应病情的需要,也是正常、合理的治疗过程。强调应根据患者具体情况采用个体化的手术方法。

(1)急诊手术:急诊手术并非立即施行手术,在实施手术前,需要 4~8 小时的快速准备,以控制感染、稳定血压及微循环的灌注,保护重要器官,使患者更好地承受麻醉和手术,以免发生顽固性低血压及心搏骤停,更有利于手术后恢复。

胆总管切开减压、解除梗阻及"T"形管引流是最直接而有效的术式,可以清除结石和蛔虫,但必须探查肝内胆管有无梗阻,尽力去除肝胆管主干,即 1~2 级分支内的阻塞因素,以达到真正有效的减压目的。胆管狭窄所致的梗阻常不能在急诊手术中解除或附加更复杂的术式,但引流管必须置于狭窄以上的胆管内。遗漏肝内病灶是急诊手术时容易发生的错误。怎样在手术中快速和简便了解胆道病变和梗阻是否完全解除,应引起足够重视。术中胆管造影时,高压注入造影剂会使有细菌感染的胆汁逆流进入血液循环而使感染扩散,因而不适宜于急诊手术时应用。术中B超受人员和设备的限制,术中纤维胆管镜检查快捷安全,图像清晰,熟练者5～10分钟即可全面观察了解肝内外胆管系统,尚有助于肝内外胆管取石及病灶活组织检查,值得推广。若病情允许,必要时可劈开少量肝组织,寻找扩大的胆管置管引流。失败者可在术中经肝穿刺近侧胆管并置管引流,也可考虑"U"形管引流。术后仍可用胆管镜经"T"形管窦道取出残留结石,以减少梗阻与感染的发生。

胆囊造瘘:胆囊管细而弯曲还可有炎性狭窄或阻塞因素,故一般不宜以胆囊造瘘代替胆管引流,在肝内胆管梗阻中更属禁忌。肝外胆管梗阻时,若寻找胆管非常艰难,病情又不允许手术继续者,亦可切开肿大的胆囊,证实其与胆管相通后行胆囊造瘘术。

胆囊切除术:胆管减压引流后可否同时切除胆囊,须慎重考虑。对一般继发性急性胆囊炎,当胆管问题解决后,可恢复其形态及正常功能,故不应随意切除。严重急性胆囊炎症如坏疽、穿孔或合并明显慢性病变,可行胆囊切除术。有时也要根据当时病情具体对待,如全身感染征象严重、休克或生命体征虽有好转但尚不稳定者,均不宜切除胆囊,以行胆囊造瘘更恰当。

胆肠内引流术:胆肠内引流术应慎重,我国肝内胆管结石、狭窄多见,在不了解肝内病变情况下,即使术中病情允许,加做胆肠内引流术也带有一定程度的盲目性,可因肝内梗阻存在而发生术后反复发作的反流性化脓性胆管炎,给患者带来更多痛苦及危险。但是,对于部分无全身严重并发症,主要是由于胆管高压所致神经反射性休克,在解除梗阻,大量脓性胆汁涌出后,病情有明显好转,血压等重要生命体征趋于平稳。梗阻病变易于一次彻底解决的年轻患者,可适当扩大手术范围,包括对高位胆管狭窄及梗阻的探查,如狭窄胆管切开整形和胆肠内引流术。

胆肠内引流术除能彻底解除梗阻外,还有以下优点:①内引流术使胆汁中的胆盐、胆酸直接进入肠道,可迅速将肠道内细菌产生的内毒素灭活并分解成无毒的亚单位或微聚物,降低血中内毒素浓度,减轻内毒素对心、肺、肝、肾及全身免疫系统的损害,起到阻断病情发展的作用;②有益于营养物质消化吸收,胆汁进入肠道有利于脂肪及脂溶性维生素消化吸收,改善患者营养状况;③避免水、盐、电解质及蛋白质的丢失,有益于内环境稳定;④缩短住院时间;⑤避免再次手术。

(2)择期手术:ACST 患者急性炎症消退后,为了去除胆管内结石及建立良好的胆汁引流通道,需要进行择期手术疗。①胆总管切开取石后"T"形管引流是最常用的方法,术中运用纤维胆管镜有助于发现及取出结石。②胆总管十二指肠侧-侧吻合术是简单、快速和有效的胆肠内引流术,但因术后容易产生反流性胆管炎和"漏斗综合征"等并发症,已很少被采用。③胆肠 Rouxen-Y 式吻合术,有肝内胆管狭窄及结石存在时,可经肝膈面或脏面剖开狭窄胆管,取出肝内结石。胆管整形后与空肠做 Rouxen-Y 式吻合术,该手术被认为是较少引起胆内容物反流的可靠内引流手术方法。有人提出,将空肠袢的盲端置入皮下,术后如有复发结石或残留结石,可在局麻下切开皮肤,以空肠袢盲端为进路,用手指或胆管镜取石。④间置空肠胆管十二指肠的吻合术既能预防反流性胆管炎和十二指肠溃疡,又能保证肠道的正常吸收功能,是目前较为理想的胆肠内引流方法。⑤肝叶切除手术病变局限于一叶肝脏或因长期胆管梗阻而导致局限性肝叶萎缩及纤维化者,可做病变肝叶切除术。

第三节 肝 性 脑 病

肝性脑病(hepatic encephalopathy,HE)是由于各种急慢性严重肝病或门体分流引起的,以机体代谢紊乱为基础、中枢神经系统功能失调的综合征,其主要临床表现为行为、精神失常,智力减退、意识障碍甚至昏迷。临床上以慢性肝病,主要是肝硬化多见,门静脉高压导致门腔静脉之间建立侧支循环,从而使大量的门静脉血绕过肝脏进入体循环,是脑病发生的病理生理基础。HE 随着诱发因素的去除,大多可以恢复,但易反复发作。近年来,更强调亚临床型 HE 的早期识别。所谓亚临床型 HE 指无明显临床表现和生化异常,只能通过精细的心理测试和(或)电生理检测才能做出诊断的 HE,现在主张称为轻微型 HE。

一、诊断步骤

(一)病史采集要点

1.起病情况

急性肝衰竭所致 HE 通常起病较急,发展较快;慢性肝病引起者多数缓慢起

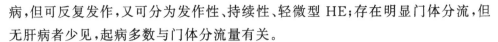

病,但可反复发作,又可分为发作性、持续性、轻微型 HE;存在明显门体分流,但无肝病者少见,起病多数与门体分流量有关。

2.主要临床表现

HE 的临床表现因原有肝病的性质、肝功能损害的轻重及诱因的不同而很不一致。急性 HE 常见于暴发型病毒性肝炎和药物性肝损伤,有大量肝细胞坏死和急性肝衰竭,诱因不明显,患者可无前驱症状,起病数日内即进入昏迷直至死亡。慢性 HE 多见于肝硬化患者,由于门体侧支循环和慢性肝衰竭所致,可反复发作,常有上消化道出血、感染、便秘、放腹水、进食高蛋白饮食、大量排钾利尿等诱因。肝硬化终末期 HE 逐渐加重,最后导致患者死亡。根据神经系统表现、意识障碍程度和脑电图改变,将 HE 分为 5 期,即 0 期(亚临床期)、Ⅰ 期(前驱期)、Ⅱ 期(昏迷前期)、Ⅲ 期(昏睡期)、Ⅳ 期(昏迷期)。实际各期之间常无明确界限,可重叠症状。详见表 6-1。

表 6-1　HE 的分期

分期	症状	扑翼样震颤	脑电图	心理测试诱发电位
0 期(亚临床期,或轻微 HE)	无神经、精神症状,可从事正常生活工作,操作性反应能力下降	无	正常	异常
Ⅰ 期(前驱期)	轻度性格改变,行为异常,睡眠紊乱,注意力差,健忘	细震颤,少见	正常	异常
Ⅱ 期(昏迷前期)	精神错乱,行为异常,睡眠障碍,轻微定向力障碍,共济失调	有,腱反射亢进	异常三相波	异常
Ⅲ 期(昏睡期)	嗜睡,昏迷,精神思维错乱,尚能唤醒,呈木僵状态	有,常见腱反射亢进	异常三相波	异常
Ⅳ 期(昏迷期)	昏迷,不能唤醒,无反应	消失,去大脑强直	异常,δ 波	异常

3.既往病史

注意有无药物、毒物接触史,有无代谢性肝病、病毒性肝炎、酒精性肝病史,有无门体分流手术史。

(二)进一步检查项目

1.肝功能检查

肝功能明显损害,胆红素升高,胆酶分离,凝血酶原时间延长,清蛋白含量低。

2.血氨

静脉血氨多升高,但急性 HE 血氨可以正常。血氨并不总与症状平行,所以连续监测血氨对诊断有帮助,属诊断所必需。

3.其他生化检查

如血电解质、血糖、肾功能等。

4.脑电图

HE 患者脑电图节律变慢,正常 α 波减少,可出现三相波,但脑电图对轻微 HE 和 I 期 HE 诊断价值不大,其改变特异性不强。

5.心理智能测验

包括数字连接试验、连线试验、语言试验、韦氏成人智力量表等,对轻微 HE 有诊断价值。

6.脑电诱发电位检测

包括脑干听觉诱发电位、视觉诱发电位和体表诱发电位,对轻微 HE 有诊断价值。

7.影像技术

如 CT、MRI、PET、磁共振光谱分析,对 HE 的诊断有一定作用,但费用贵。

二、诊断对策

(一)诊断要点

(1)严重肝病和(或)广泛门体侧支循环。

(2)临床表现有精神错乱、行为失常、意识障碍。

(3)HE 的诱因。

(4)明显肝功能损害或血氨升高。

扑翼样震颤和典型的脑电图改变有重要参考价值。轻微型 HE 诊断依靠智能测试和诱发电位检查。

(二)鉴别诊断

对 HE 的诊断,必须排除代谢性脑病、颅内感染、脑血管意外、颅内占位病变等。

1.精神病

以精神症状为唯一突出表现的 HE 易被误诊为精神病。因此遇到精神错乱而原因不明的患者,应警惕 HE。

2.其他昏迷性疾病

(1)代谢性脑病:如糖尿病酮症酸中毒、低血糖、尿毒症、低钠血症、高钠血症等。根据基础疾病史,结合实验室检查易于鉴别。

（2）颅脑病变：各种脑血管意外、颅内肿瘤、脑炎、脑膜炎、脑脓肿，根据神经系统症状体征，结合头颅 CT、MRI 检查及脑脊液检查，可明确诊断。

（3）中毒性脑病：因酒精中毒、戒酒、药物中毒、毒物及重金属中毒所致的脑病，根据相关病史，结合实验室检查可做出鉴别诊断。

三、治疗对策

（一）治疗原则

去除诱因，防治并发症。

（二）治疗计划

1.消除诱因

出血、感染、低钾碱中毒、水电解质紊乱是肝硬化常见并发症，也是 HE 诱因，应及时预防及处理。原则上禁用吗啡、哌替啶等镇静镇痛药。如患者有烦躁不安或抽搐，可减量使用地西泮、组织胺 H_1 受体拮抗剂。

2.减少肠源性毒物来源、生成及吸收

（1）饮食管理：禁食蛋白质，供给足够热量和维生素，神志恢复后，逐渐增加蛋白质摄入，植物蛋白含支链氨基酸较多，因此较动物蛋白好。

（2）清洁肠道、降低肠道内 pH：可减少肠内毒性代谢产物产生与吸收，口服轻泻剂、乳果糖、山梨醇、大黄可清除肠内积血及积粪，醋酸灌肠可降低血氨浓度。乳果糖在肠道内不吸收，可被肠道内细菌分解成乳酸和醋酸，使肠道 pH 降低，肠腔中 NH_4^+ 增加，氨吸收减少，同时血中的氨向 pH 低的肠腔渗透，形成 NH_4^+ 排出体外。乳果糖还有利于益生菌如双杆菌等生长，抑制分解蛋白细菌的生长，从而使肠道产氨减少。乳果糖使肠道渗透压增高，减少结肠内水分吸收，小分子酸可促进肠蠕动，从而引起腹泻，不利于氨和其他有害物质的吸收。乳果糖可采用口服或灌肠，口服剂量视个人情况调整，对不能口服的患者可采取灌肠。

（3）抑制肠道细菌：口服新霉素、诺氟沙星或甲硝唑可抑制肠菌生长，减少氨的生成。

3.促进体内毒物消除

HE 时，血氨大多升高，常用去氨药物有谷氨酸、精氨酸、门冬氨酸钾镁、乙酰谷氨酰胺等静脉滴注。

4.苯二氮䓬(BZ)受体拮抗剂

氟马西尼是 BZ 受体拮抗剂，通过与中枢 BZ 受体结合，可有催醒作用，并且

无明显不良反应。

5.补充支链氨基酸

可纠正氨基酸失衡,减少进入脑内的芳香氨基酸,降低假性神经递质对大脑的抑制作用,纠正负氮平衡,促进蛋白合成。

6.人工肝

可代偿肝脏解毒和生物合成功能,稳定内环境,提供肝细胞再生的条件和时间,也可作为等待肝移植的过渡治疗手段。如血液滤过、血浆置换、生物透析吸附及生物人工肝支持系统。

7.肝移植

对无法逆转的 HE,肝移植不失为一种有效的治疗方法。

四、预后评估

HE 预后主要与原发病性质、程度及有无诱因,以及诱因能否去除有关。无诱因的暴发性肝衰竭及终末期肝病预后较差,随着移植手术技术的进步和抗排异药物的发展,肝移植给 HE 的治疗带来了新希望,但价格昂贵及供体不足仍是目前主要困难。

第七章 内分泌系统重症

第一节 垂 体 危 象

垂体危象是指垂体功能减退症的应激危象,又称为垂体卒中。遇到应激状态(感染、创伤、手术等)而未经正规治疗或治疗不当,则可能诱发代谢紊乱和器官功能障碍。

垂体分为腺垂体、神经垂体或前叶、后叶,分泌多种激素,调节神经内分泌网络,故影响是全身性的,因受损部位和程度不同而产生多种类型。腺垂体分泌多种促激素,如促甲状腺素(TSH)、促肾上腺皮质激素(ACTH)、促性腺激素(GnH)及生长激素(GH)。神经垂体贮存和释放神经内分泌激素,如抗利尿激素(ADH)、催产素(OXT)。以上激素的减少则影响应激反应、生长生殖、身心发育、物质与能量代谢。

一、病因

主要病因依次为垂体肿瘤、席汉综合征、颅咽管肿瘤、松果体瘤,以及脑瘤手术或放疗以后。

(一)垂体肿瘤

垂体肿瘤占颅内肿瘤的10%以上,多为良性,但瘤体生长、浸润损伤正常脑组织。垂体瘤多位于腺垂体部分,可分为功能性、非功能性两大类,功能性者如嗜酸细胞瘤,因生长激素增多而引起巨人症、肢端肥大症,泌乳素腺瘤引起闭经泌乳综合征或男性阳痿,促肾上腺皮质激素腺瘤引起库欣综合征,促甲状腺激素腺瘤引起垂体性甲亢。当垂体腺瘤破坏、挤压正常垂体腺或手术、出血、坏死时则致垂体危象或垂体卒中。无功能垂体瘤压迫正常脑组织产生多种功能低下

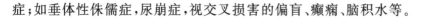

症;如垂体性侏儒症,尿崩症,视交叉损害的偏盲、癫痫、脑积水等。

(二)颅咽管瘤

颅咽管瘤为较常见的先天性肿瘤,好发于蝶鞍之上,囊性,压迫视神经交叉而发生偏盲,压迫下丘脑或第三脑室引起脑积水、尿崩症或其他垂体功能障碍,是儿童期垂体危象的常见原因。

(三)席汉综合征

席汉综合征见于产科大出血、DIC。产科大出血常因前置胎盘、胎盘残留、羊水栓塞、产后宫缩无力、产褥热(感染)所致,此时继发垂体门脉系统缺血、血管痉挛,从而使得孕期增大的垂体梗死,功能减退,表现为乏力、怕冷、低血压、性器官萎缩和乳房萎缩等,若遇诱因则可能出现急性垂体卒中(垂体危象)或典型席汉综合征。本症常有基础病或伴发病,如糖尿病、系统性红斑狼疮、某些贫血、高凝状态、下丘脑-垂体发育异常,也见于甲状腺炎,萎缩性胃炎等自身免疫疾病。

(四)其他病因

如中枢神经系统感染,颅脑外伤、脑卒中等疾病引起垂体功能减退或衰竭。

二、临床表现

患者在发病前多已有性腺、甲状腺、肾上腺皮质功能减退的症状与体征,如面色苍白,皮肤色素减少,消瘦。产后缺乳,头发及阴毛、腋毛脱落,闭经,性欲减退,生殖器及乳房萎缩,怕冷,反应迟钝,虚弱乏力,厌食、恶心,血压降低等。本病起病急骤,大多数患者则在应激或服用安眠镇静药情况下发病,少数患者则可由于使用甲状腺激素治疗先于肾上腺皮质激素,代谢率增加使肾上腺皮质功能减退进一步加重。在诱发因素作用下,患者易于发生意识不清和昏迷。临床表现有多种类型,其中以低血糖型为多见,患者每于清晨空腹时发病,感头晕、出汗、心慌,精神失常,癫痫样发作,最后进入昏迷。感染引起者,患者高热,瞬即显现神志不清、昏迷,多伴有血压降低甚至休克。低体温型,多发生于冬季,严重者体温可低于 30 ℃,系由甲状腺功能减退所致。患者皮质醇不足,对水负荷后的利尿反应较差,因此在饮水过多或进行水试验时容易引起水中毒,表现恶心、呕吐、烦躁不安、抽搐、昏迷等。垂体卒中起病突然,患者感剧烈头痛、恶心、呕吐、视力减退以至失明,继而意识障碍以至昏迷,多有脑膜刺激征,脑脊液检查可发现红细胞、含铁血黄素、蛋白质含量增高等;患者在起病前已有肢端肥大症、库欣综合征、纳尔逊综合征等临床表现与体征,但在无功能垂体肿瘤中则可缺如。垂体肿瘤或糖尿病视网膜病变等需行垂体切除治疗的患者,术后可因局部损伤、出血和垂体前叶功能急剧减退导致昏迷不醒,患者可有二便失禁,对疼痛刺激仍可有反应,血压可以正常或偏低,如术前已有垂体前叶功能不全和(或)手术前后有水、电解质平衡紊乱者则更易发生。

三、实验室检查

本病涉及多种内分泌功能改变,个体临床表现不同,故实验室检查也因人因病而异,但总以血液检验和影像学检查为主。颅脑 CT、MRI 可见垂直肿瘤或其他占位性病变,席汉综合征者可见垂体坏死、萎缩,以蝶鞍部明显(表 7-1)。

表 7-1　垂体危象鉴别简表

激素缺乏类型	临床特点	实验室检查
促甲状腺激素(TSH)	怕冷、呆滞、黏液水肿	血 TSH↓,CRH 负荷试验无反应
促肾上腺皮质激素(ACTH)	低血糖、低血压、乏力	血 ACTH、皮质醇、尿 17-OH、17-KS↓
促性腺激素(GnH)	性器官萎缩、性功能低下	血酮、雌二醇、孕酮↓,PRL↓,FSH↓,LH↓,PRL↓
生长激素(GH)	低血糖、发育迟滞	血 GH↓
抗利尿激素(ADH)	烦渴、多饮、多尿、低比重尿、继发脱水、电解质紊乱	血 ADH↓,血、尿的渗透压↓

注:17-OH:17-羟皮质醇;17-KS 酮皮质醇;PRL:泌乳素;LH:黄体生成素;FSH:卵泡刺激素;CRH:促肾上腺皮质素释放激素。

四、治疗

(一)一般治疗

防治感染、创伤,心理调节,劳逸适度,饮食平衡、二便通畅,防治并发症,处理相关疾病。

(二)垂体功能不足的替代疗法

酌情补充靶组织激素,尤其注意防止肾上腺皮质功能减退或肾上腺危象。①肾上腺皮质激素替代,常用氢化可的松,5 mg/d,一般于早晨 8 时口服,并注意昼夜曲线,应激状态时加量,严重低血压者可加用醋酸去氧皮质酮(DOCA)

1 mg/d;②甲状腺激素替代,选用干甲状腺片,小量开始,首日 4～10 mg,逐渐增至最佳量 60～120 mg/d;③性激素替代,育龄妇女可用雌激素-孕激素人工周期疗法,男性用丙睾酮 25 mg 每周 1～2 次,或十一酸睾酮(长效)250 mg,每月肌内注射 1 次,促性腺释放激素戈那瑞林(促黄体生成素释放激素 LRH),每次 0.1～0.2 mg,静脉滴注或喷鼻;④其他激素替代,儿童生长激素缺乏,可用基因重组生长素 0.10 U/kg 皮下注射,治疗持续 1 年左右。尿崩症则要补充抗利尿激素,加压素 0.2～0.5 mL,每周肌内注射 1 次。

(三)垂体危象的抢救

常用肾上腺皮质激素和甲状腺素,经 1 周病情稳定,继续激素维持治疗,同时治疗原发病(如脑瘤)、诱因(如感染)、相关病(贫血、风湿性疾病、甲状腺炎、糖尿病、下丘脑-垂体发育异常)。垂体危象一般勿用加重病情的药物,如中枢神经抑制药、胰岛素、降糖药。因感染诱发者,于抗感染同时加大肾上腺皮质激素用量。具体措施:①静脉注射高渗葡萄糖,以纠正低血糖。50%葡萄糖溶液 40～60 mL静脉注射,继以 10%葡萄糖盐水静脉滴注维持,并依病情调整滴速。②静脉滴注氢化可的松或其他肾上腺皮质激素,氢化可的松用量可达 300 mg 以上,适用于肾上腺皮质功能不足、水中毒、体温过低等多种类型。③甲状腺素口服、鼻饲或保留灌肠,尤适于水中毒型、低温型、低钠型或混合型。常用甲状腺干片每日 3～5 片。左甲状腺素($L-T_4$)为人工合成品,可供口服或静脉滴注,首剂 200～500 mg。④维持水与电解质平衡,失钠型常用生理盐水纠正脱水、补充钠盐;水中毒型补充甲状腺素、利尿、脱水,同时酌情补充糖和多种激素。⑤高热型,常有感染、创伤等诱因,或在激素替代时发生,应紧急处理,包括物理降温、正确补充多种激素等综合措施。

第二节　肾上腺危象

肾上腺危象亦称急性肾上腺皮质功能不全,是由于肾上腺皮质功能急性衰竭,皮质醇和醛固酮绝对或相对缺乏所致的内科急症。临床表现主要为高热(或无发热)、恶心、呕吐、失水、低血压、意识障碍以至昏迷,如能及时抢救,可挽救患者生命,否则多以死亡告终。肾上腺危象可发生于原有肾上腺皮质功能不全的基础上,亦可发生于肾上腺皮质功能良好的情况下。

一、分类

(一)发生于肾上腺皮质功能减退基础上

(1)慢性原发性肾上腺皮质功能不全或一些先天性肾上腺皮质疾病(如先天性肾上腺皮质发育不全等)所致的肾上腺皮质功能不全,在感染、手术、创伤、过劳、大汗、呕吐、腹泻等应激状态下,机体需要肾上腺皮质激素的量增加,或在肾上腺皮质激素替代治疗过程中药物中断,均可使体内肾上腺皮质激素不能适应机体需要,从而诱发危象。

(2)垂体前叶减退症所导致的继发性肾上腺皮质功能不全在应激状态下未能及时补充肾上腺皮质激素,部分患者可能由在皮质激素治疗之前使用甲状腺激素,或甲状腺激素剂量过大,从而使肾上腺皮质激素转换及代谢增速,以致体内肾上腺皮质激素不足。

(3)双侧肾上腺全切除、次全切除或一侧切除但对侧明显萎缩者,术后如未能及时予以合理的皮质激素替代治疗,易于在感染或劳累等应激状态下诱发危象。

(4)长期使用大剂量肾上腺皮质激素治疗的患者,在药物突然中断或撤退过速时,由于垂体-肾上腺皮质轴受外源性皮质激素长期反馈抑制,以致不能分泌足够的肾上腺皮质激素而导致危象。

(二)发生于肾上腺皮质功能良好基础上

(1)败血症:严重败血症可引起肾上腺危象,称华-弗综合征,系由双侧肾上腺皮质出血、坏死所致。常见的致病菌为脑膜炎球菌,其次为流感杆菌、A 族溶血性链球菌、金黄色葡萄球菌等。败血症所致的双侧肾上腺坏死可能为过度的促肾上腺皮质激素刺激和血液供应不足的结果,另一方面可能与 DIC 所致的肾上腺皮质出血和坏死有关。

(2)抗凝治疗:在肝素、双香豆素及其衍生物的治疗过程中,可引起双侧肾上腺皮质出血,多见于老年人。

(3)肾上腺静脉血栓形成:临床较少见,可发生于产后和严重烧伤患者。

(4)其他:白血病、癌转移、肾上腺静脉造影和癫痫持续状态,均可导致双侧肾上腺出血及坏死。

二、诊断

(一)临床表现特点

肾上腺危象大多起病急骤,表现出明显的疲乏、头痛、恶心、呕吐,常伴腹泻、腹痛,肋脊角疼痛及压痛(Rogoff 征)。由抗凝剂治疗所致者多于用药 7～10 天后发病,开始时感腹部不适、腹胀,继而剧烈腹痛伴腹肌紧张。肾上腺静脉血栓形成所致者,常突然剧烈腹痛,疼痛位于患侧脐旁肋缘下约 7 cm 处,腹部柔软。体温达 40 ℃以上,为病情严重征象,但少数亦可体温不升。除继发于垂体功能减退者外,患者失水,皮肤干燥、弹性差,舌干;严重者机体失水总量达 3 L 以上,以至循环衰竭、血压下降、少尿、无尿、肾功能减退、血尿素氮增高。血糖降低,患者常因此而导致抽搐。由于神经中枢代谢和功能受损,患者表现极度软弱、烦躁,进而淡漠、嗜睡,最后进入昏迷。严重败血症所致者,病情进展迅速,很快进入休克状态,常有皮肤瘀斑和出血点。少数肾上腺危象患者呈亚急性经过,开始时患者感疲乏、神志淡漠或烦躁不安,逐渐进入极度虚弱状态,最后出现虚脱和昏迷。

(二)实验室检查特点

大多数肾上腺危象患者可有电解质紊乱和低血糖。由于皮质醇和醛固酮不足使肾脏储钠功能和自由水排出障碍,远端小管排钾、氢和铵功能降低,出现低血钠、高血钾和轻度酸中毒,血清钠和钾比值可由正常的 30∶1 降至 25∶1 以下。部分患者可出现轻度血钙升高;脱水和肾小球滤过功能降低可出现肾前性氮质血症,血尿素氮升高。嗜酸性粒细胞直接计数常 $>0.3×10^9$/L,提示肾上腺皮质激素不足。血浆皮质醇测定 <275.9 nmol/L(10 μg/dL)或人工合成 ACTH 试验血浆皮质醇较治疗前升高 <193.1 nmol/L(7 μg/dL),或绝对值 <496.6 nmol/L(18 μg/dL),24 小时尿 17-羟皮质醇 <10 mg,提示肾上腺皮质储备功能低下。

(三)诊断要点和鉴别诊断

根据病史、临床表现及有低血糖、低血钠、高血钾、嗜酸性粒细胞增多和皮质醇、醛固酮不足的实验室依据,可考虑本病,如血浆皮质醇浓度水平降低、肾上腺皮质储备功能低下则诊断可以成立。本病应注意与尿毒症昏迷、肝性脑病、糖尿病酮症酸中毒昏迷和糖尿病非酮症高渗性昏迷等鉴别。根据病史、临床特点和实验室检查,鉴别诊断多无困难,且它们血浆皮质醇多升高,而肾上腺危象血浆皮质醇则降低。使用抗凝剂治疗的心肌梗死患者,由于双侧肾上腺皮质出血所致肾上腺危象需与心肌梗死所致的病情恶化鉴别。后者多无剧烈腹痛,腹肌不紧张,而且有血清谷草转氨酶增高和心电图异常等表现,血浆皮质醇不降低。

三、治疗

本病为内科严重急症,一经临床诊断即需进行抢救,不必等待血浆皮质醇等检验结果才开始。治疗包括纠正水、电解质紊乱,补充足够的肾上腺皮质激素,治疗诱发因素和抗休克。

(1)抽取血标本测定皮质醇、醛固酮、钾、钠、钙、尿素氮、肌酐、血糖及嗜酸性粒细胞直接计数后,立即给予5%葡萄糖氯化钠液或生理盐水静脉滴注。开始第 1 小时可给予 1 000 mL,第 2～4 小时给予 1 000 mL,以后可根据尿量、血细胞比容、血电解质情况适当调整滴注速度。第 1 天的补液量需 3 000～5 000 mL。对老年及伴有心肺功能不全的患者进行补液时宜监测中心静脉压。如体重增加,皮肤有可陷性压痕,纠正血容量后尿量不增加,血清钠显著降低,中心静脉压升高,应警惕水中毒。此时应注意输入液量,必要时要限制水分输入。肾上腺危象的低血钠经补充生理盐水和皮质激素后多可纠正,不宜输入高渗盐水和高渗溶液,以免加重细胞脱水。

(2)有条件可于开始治疗的同时做人工合成 ACTH 试验。方法是于第 1 个 1 000 mL 液体中加入人工合成 $ACTH_2$ 50 μg、地塞米松 10 mg,在 60 分钟内均匀滴入,于治疗前及滴注后 30、60 分钟分别取血测定皮质醇浓度。

(3)如不做人工合成 ACTH 试验者,可给予氢化可的松治疗。开始用琥珀酸氢化可的松 100 mg 静脉注射,继以氢化可的松 200～400 mg 加入补液中(浓度为 1 000 mL 液体中加入氢化可的松 100 mg)静脉滴注 24 小时。盐皮质激素一般不必应用。

(4)血压下降,主要为纠正血容量,必要时可输注全血、血浆、人血清蛋白等。如补充血容量后收缩血压仍<9.3 kPa(70 mmHg),可使用间羟胺或去甲肾上腺素。

(5)每 2 小时监测血钾、钠、血糖、CO_2 结合力等。治疗前的轻至中等度的低血钠、高血钾等给予5%葡萄糖生理盐水、肾上腺皮质激素等治疗后多能纠正。如血钾>6.5 mmol/L,可给予 1.25% 或 2.5% 碳酸氢钠 50～100 mmol(4.2～8.4 g),多能有效地降低血钾和改善心律失常。于迅速纠正血容量和应用肾上腺皮质激素后,患者有足够的尿量排出时,可发生低血钾,应密切注意和及时补充。

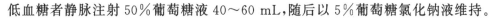

低血糖者静脉注射 50％葡萄糖液 40～60 mL,随后以 5％葡萄糖氯化钠液维持。

(6)有条件时可做血气分析以了解酸碱平衡紊乱情况后进行治疗。轻度至中等度的酸中毒经上述治疗后能很快得以纠正,如血 pH＜7.2 或 HCO_3^-＜12 mmol/L,可给予碳酸氢钠纠正。

(7)有感染者使用有效抗生素。体温达 40 ℃或以上者,应予物理降温,使体温降至 39 ℃左右。使用抗凝剂治疗所致者可用鱼精蛋白。华-弗综合征的发病与 DIC 有关,除使用抗生素外,可根据 DIC 情况给予肝素治疗。

(8)肾上腺危象多于治疗后 24 小时病情趋向稳定。治疗第 2 天以后的液体入量可根据患者失水情况、尿量、血压等予以调整,一般仍可给予 2 000～3 000 mL。如患者开始清醒,呕吐停止,可予牛奶、肉汁、糖水、果汁等流质饮食,少量多餐,每 4 小时 1 次,可减少补液量。氢化可的松使用可按前 1 天的总量每日减少 30％～50％给予,或根据病情改为肌内注射或口服,逐渐减至氢化可的松每天 20～30 mg 或可的松每天 25～37.5 mg 的维持剂量以替代治疗。根据病情需要,必要时还需补充盐皮质激素。

第三节　糖尿病酮症酸中毒

糖尿病酮症酸中毒(DKA)为最常见的糖尿病急症,是由于体内胰岛素缺乏引起的以高血糖、高血酮和代谢性酸中毒为主要表现的临床综合征。当代谢紊乱发展至脂肪分解加速、血清酮体积聚超过正常水平时称为酮血症,尿酮体排出增多称为酮尿,临床上统称为酮症。当酮酸积聚而发生代谢性酸中毒时称为酮症酸中毒,常见于 1 型糖尿病患者或 B 细胞功能较差的 2 型糖尿病患者伴应激时。

一、病因

DKA 发生在有糖尿病基础,在某些诱因作用下发病。DKA 多见于年轻人,1 型糖尿病易发,2 型糖尿病可在某些应激情况下发生。发病过程大致可分为代偿性酮症酸中毒与失代偿性酮症酸中毒。诱发 DKA 的原因如下。

(一)急性感染

以呼吸、泌尿、胃肠道和皮肤的感染最为常见。伴有呕吐的感染更易诱发。

(二)胰岛素和药物治疗中断

这是诱发 DKA 的重要因素,特别是胰岛素治疗中断。有时也可因体内产生胰岛素抗体致使胰岛素的作用降低而诱发。

(三)应激状态

糖尿病患者出现精神创伤、紧张或过度劳累、外伤、手术、麻醉、分娩、脑血管意外、急性心肌梗死等。

(四)饮食失调或胃肠疾病

严重呕吐、腹泻、厌食、高热等导致严重失水,过量进食含糖或脂肪多的食物,酗酒,或每天糖类摄入过少(<100 g)时。

(五)不明病因

发生 DKA 时往往有几种诱因同时存在,但部分患者可能找不到明显诱因。

二、发病机制

主要病理基础为胰岛素相对或绝对不足、拮抗胰岛素的激素(胰高血糖素、皮质醇、儿茶酚胺类、生长激素)增加以及严重失水等,因此产生糖代谢紊乱,血糖不能正常利用,导致血糖增高、脂肪分解增加、血酮增高和继发性酸中毒与水、电解质平衡失调等一系列改变。本病发病机制中各种胰岛素拮抗激素相对或绝对增多起重要作用。

(一)脂肪分解增加、血酮增高与代谢性酸中毒的出现

DAK 患者脂肪分解的主要原因:①胰岛素的严重缺乏,不能抑制脂肪分解。②糖利用障碍,机体代偿性脂肪动员增加。③生长激素、胰高血糖素和糖皮质激素的作用增强,促进脂肪的分解。此时因脂肪动员和分解加速,大量脂肪酸在肝经 B 氧化生成乙酰辅酶 A。正常状态下的乙酰辅酶 A 主要与草酰乙酸结合后进入三羧酸循环。DAK 时,由于草酰乙酸的不足,使大量堆积的乙酰辅酶 A 不能进入三羧酸循环,加上脂肪合成受抑制,使之缩合为乙酰乙酸,再转化为 β-羟丁酸、丙酮,三者总称为酮体。与此同时,胰岛素的拮抗激素作用增强,也成为加速脂肪分解和酮体生成的另一个主要方面。在糖、脂肪代谢紊乱的同时,蛋白质的分解过程加强,出现负氮平衡,血中生酮氨基酸增加,生糖氨基酸减少,这在促进酮血症的发展中也起了重要作用。当肝内产生的酮体量超过了周围组织的氧化能力时,便引起高酮血症。

病情进一步恶化将引起:①组织分解加速。②毛细血管扩张和通透性增加,

影响循环的正常灌注。③抑制组织的氧利用。④先出现代偿性通气增强,继而pH下降,当 pH<7.2 时,刺激呼吸中枢引起深快呼吸(Kussmaul 呼吸),pH<7.0 时,可导致呼吸中枢麻痹,呼吸减慢。

(二)胰岛素严重缺乏、拮抗激素增高及严重脱水

当胰岛素严重缺乏和拮抗激素增高情况下,糖利用障碍,糖原分解和异生作用加强,血糖显著增高,可超过 19.25 mmol/L,继而引起细胞外高渗状态,使细胞内水分外移,引起稀释性低钠。一般来说,血糖每升高 5.6 mmol/L,血浆渗量增加 5.5 mmol/L,血钠下降 2.7 mmol/L。此时,增高的血糖由肾小球滤过时,可比正常的滤过率[5.8~11 mmol/(L·min)]高出 5~10 倍,大大超过了近端肾小管重吸收糖[16.7~27.8 mmol/(L·min)]的能力,多余的糖由肾排出,带走大量水分和电解质,这种渗透性利尿作用必然使有效血容量下降,机体处于脱水状态。此外,由此而引起的机体蛋白质、脂肪过度分解产物(如尿素氮、酮体、硫酸、磷酸)从肺、肾排出,同时厌食、呕吐等症状都可加重脱水的进程。在脱水状态下的机体,胰岛素利用率下降与反调节激素效应增强的趋势又必将进一步发展。这种恶性循环若不能有效控制,必然引起内环境的严重紊乱。

(三)电解质失衡

因渗透性利尿作用,从肾排出大量水分的同时也丢失 K^+、Na^+ 和 Cl^- 等离子。血钠在初期可由于细胞内液外移和排出增多而引起稀释性低钠,但若失水超过失钠程度,血钠也可增高。血钾降低多不明显,有时由于 DKA 时组织分解增加使大量细胞内 K^+ 外移而使测定的血钾不低,但总体上仍以低钾多见。

三、临床表现

绝大多数 DKA 见于 1 型糖尿病患者,有使用胰岛素治疗史,且有明显诱因,小儿则多以 DKA 为首先症状出现。一般起病急骤,但也有逐渐起病者。早期患者常感软弱、乏力、肌肉酸痛,是为 DKA 的前驱表现,同时糖尿病本身症状也加重,常因大量尿糖及酮尿使尿量明显增加,体内水分丢失,多饮、多尿更为突出,此时食欲缺乏、恶心、呕吐、腹痛等消化道症状及胸痛也很常见。老年有冠心病者可并发心绞痛,甚而心肌梗死及心律失常或心力衰竭等。由于 DKA 时心肌收缩力下降,每搏量减少,加以周围血管扩张,血压常下降,导致周围循环衰竭。

(一)严重脱水

皮肤黏膜干燥、弹性差,舌干而红,口唇樱桃红色,眼球下陷,心率增快,心音

减弱,血压下降;并可出现休克及中枢神经系统功能障碍,如头痛、神志淡漠、恍惚,甚至昏迷。少数患者尚可在脱水时出现上腹部剧痛、腹肌紧张并压痛,酷似急性胰腺炎或外科急腹症,胰淀粉酶亦可升高,但非胰腺炎所致,系与严重脱水和糖代谢紊乱有关,一般在治疗 2～3 天后可降至正常。

(二)酸中毒

可见深而快的 Kussmaul 呼吸,呼出气体呈酮味(烂苹果味),但患者常无呼吸困难感觉,少数患者可并发呼吸窘迫综合征。酸中毒可导致心肌收缩力下降,诱发心力衰竭。当 pH<7.2 时中枢神经系统受抑制则出现倦怠、嗜睡、头痛、全身痛、意识模糊和昏迷。

(三)电解质失衡

早期低血钾常因病情发展而进一步加重,可出现胃肠胀气、腱反射消失和四肢麻痹,甚至有麻痹性肠梗阻的表现。当同时合并肾功能损害,或因酸中毒致使细胞内大量 K^+ 进入细胞外液时,血钾也可增高。

(四)其他

肾衰竭时少尿或无尿,尿检出现蛋白、管型;部分患者可有发热,病情严重者体温下降,甚至降至 35 ℃以下,这可能与酸血症时血管扩张和循环衰竭有关;尚有少数患者可因 6-磷酸葡萄糖脱氢酶缺乏而产生溶血性贫血或黄疸。

四、实验室检查

(一)尿糖、尿酮检查

尿糖、尿酮强阳性,但当有严重肾功能损害时,由于肾小球滤过率减少而导致肾糖阈增高,尿糖和尿酮亦可减少或消失。

(二)血糖、血酮检查

血糖明显增高,多高达 16.7～33.3 mmol/L,有时可达 55.5 mmol/L 以上;血酮体增高,正常<0.6 mmol/L,>1.0 mmol/L 为高血酮,>3.0 mmol/L 提示酸中毒。

(三)血气分析

代偿期 pH 可在正常范围,HCO_3^- 降低;失代偿期 pH<7.35,HCO_3^- 进一步下降,BE 负值增大。

(四)电解质测定

血钾正常或偏低,尿量减少后可偏高,血钠、血氯多偏低,血磷低。

(五)其他

肾衰竭时,尿素氮、肌酐增高,尿常规可见蛋白、管型,白细胞计数多增加。

五、诊断及鉴别诊断

DKA 的诊断基于如下条件:①尿糖强阳性。②尿酮体阳性,但在肾功能严重损伤或尿中以 β-羟丁酸为主时尿酮可减少甚至消失。③血糖升高,多为 $16.7\sim33.3$ mmol/L,若 >33.3 mmol/L,要注意有无高血糖高渗状态。④血 pH 常 <7.35,$HCO_3^-<15$ mmol/L。在早期代偿阶段血 pH 可正常,但 BE 负值增大。关键在于对临床病因不明的脱水、酸中毒、休克、意识改变进而昏迷的患者应考虑到 DKA 的可能。若尿糖、尿酮体阳性,血糖明显增高,无论有无糖尿病史,都可结合临床特征而确立诊断。

DKA 可有昏迷,但在确立是否为 DKA 所致时,除需与高血糖高渗状态、低血糖昏迷和乳酸性酸中毒进行鉴别外,还应注意脑血管意外的出现,应详查神经系统体征,特别要急查头颅 CT,以资鉴别,必须注意二者同时存在的可能性。

六、急诊处理

治疗原则为尽快纠正代谢紊乱,去除诱因,防止各种并发症。补液和胰岛素治疗是纠正代谢紊乱的关键。

(一)补液

输入液体的量及速度应根据患者脱水程度、年龄及心脏功能状态而定。一般每天总需量按患者原体重的 10% 估算。首剂生理盐水 $1\,000\sim2\,000$ mL,$1\sim2$ 小时静脉滴注完毕,以后每 $6\sim8$ 小时输 $1\,000$ mL 左右。补液后尿量应在每小时 100 mL 以上,如仍尿少,表示补液不足或心、肾功能不佳,应加强监护,酌情调整。昏迷者在苏醒后,要鼓励口服液体,逐渐减少输液,较为安全。

(二)胰岛素治疗

常规以小剂量胰岛素为宜,这种用法简单易行,不必等血糖结果;无迟发低血糖和低血钾反应,经济、有效。实施时可分 2 个阶段进行。

1.第 1 阶段

患者诊断确定后(或血糖 >16.7 mmol/L),开始先静脉滴注生理盐水,并在其中加入短效胰岛素,每小时给予每千克体重 0.1 U 胰岛素,使血清胰岛素浓度恒定达到 $100\sim200$ μU/mL,每 $1\sim2$ 小时复查血糖,如血糖下降 $<30\%$,可将胰岛素加量;对有休克、严重酸中毒和(或)昏迷的重症患者,应酌情静脉注射首次

负荷剂量 10～20 U 胰岛素；如下降＞30％，则按原剂量继续静脉滴注，直至血糖下降为≤13.9 mmol/L 后，转第 2 阶段治疗；当血糖≤8.33 mmol/L 时，应减量使用胰岛素。

2.第 2 阶段

当患者血糖下降至≤13.9 mmol/L 时，将生理盐水改为 5％葡萄糖（或糖盐水），胰岛素的用量则按葡萄糖与胰岛素之比为（3～4）∶1（即每 3～4 g 糖给胰岛素 1 U）继续点滴，使血糖维持在 11.1 mmol/L 左右；酮体阴性时，可过渡到平日治疗剂量，但在停止静脉滴注胰岛素前 1 小时酌情皮下注射胰岛素 1 次，以防血糖的回升。

(三)补钾

DKA 者从尿中丢失钾，加上呕吐与摄入减少，必须酌情补钾。但测定的血钾可因细胞内 K^+ 转移至细胞外而在正常范围内，因此，除非患者有肾功能障碍或无尿，一般在开始治疗即进行补钾。补钾应根据血钾和尿量：治疗前血钾低于正常，立即开始补钾，最开始的 2～4 小时通过静脉输液每小时补钾为 13～20 mmol/L（相当于氯化钾 1.0～1.5 g）；血钾正常、尿量＞40 mL/h，也立即开始补钾；血钾正常、尿量＜30 mL/h，暂缓补钾，待尿量增加后再开始补钾；血钾高于正常，暂缓补钾。使用时应随时进行血钾测定和心电图监护。如能口服，用肠溶性氯化钾 1～2 g，3 次/天。用碳酸氢钠时，鉴于它有促使 K^+ 进入细胞内的作用，故在滴入 5％碳酸氢钠 150～200 mL 时，应加氯化钾 1 g。

(四)纠正酸中毒

患者酸中毒是由酮体过多所致，而非 HCO_3^- 缺乏，一般情况下不必用碳酸氢钠治疗，大多可在输注胰岛素及补液后得到纠正。反之，易引起低血钾、脑水肿、反常性脑脊液 pH 下降和因抑制氧合血红蛋白解离而导致组织缺氧。只有 pH＜7.1 或 CO_2CP＜6.7 mmol/L、HCO_3^-＜5 mmol/L 时给予碳酸氢钠 50 mmol/L。

(五)消除诱因,积极治疗并发症

并发症是关系到患者预后的重要方面，也是酮症酸中毒病情加重的诱因，如心力衰竭、心律失常、严重感染等，都须积极治疗。此外，对患者应用鼻导管供氧，严密监测神志、血糖、尿糖、尿量、血压、心电图、血气分析、血浆渗量、尿素氮、电解质及液体出入量等，以便及时发现病情变化，及时予以处理。

第四节　糖尿病非酮症高渗性昏迷

糖尿病非酮症高渗性昏迷（HNDC）是糖尿病的严重急性并发症。特点是血糖极高，没有明显的酮症酸中毒，因高血糖引起血浆高渗性脱水和进行性意识障碍的临床综合征。

一、病因及发病机制

常见诱发因素：大量口服或静脉输注葡萄糖液，使用糖皮质激素、利尿剂（如呋塞米、噻嗪类、山梨醇）、免疫抑制剂、氯丙嗪、苯妥英钠、普萘洛尔等药物，急性感染，手术，以及脑血管意外、急性心肌梗死、心力衰竭等应激状态，腹膜透析和血液透析等。详细的发病机制还有待于进一步阐明。可能由于本病患者体内仍有一定数量的胰岛素，虽然由于各种不同原因而使其生物效应不足，但其数量足以抑制脂肪细胞脂肪分解，而不能抑制肝糖原分解和糖原异生，肝脏产生葡萄糖增加释入血流，同时葡萄糖因胰岛素不足不能透过细胞膜而为脂肪、肌肉摄取与利用，导致血糖上升。脂肪分解受抑制，游离脂肪酸增加不多，使肝脏没有足够的底物形成较多的酮体。加以本病患者抗胰岛素激素（如生长激素、糖皮质激素等）水平虽然升高，但其出现时间较酮症酸中毒患者为迟，且其上升程度不足以引起生酮作用。血糖升高，大量尿糖从肾排出，引起高渗性利尿，从而导致脱水和血容量减少。

二、临床表现

（一）前驱期表现

HNDC起病多隐蔽，在出现神经系统症状和进入昏迷前常有一段过程，即前驱期，表现为糖尿病症状（如口渴、多尿和倦怠、无力等症状）的加重，反应迟钝，表情淡漠，引起这些症状的基本原因是由于渗透性利尿失水。这一期可由几天到数周不等，发展比DKA慢，如能对HNDC提高警惕，在前驱期及时发现并诊断，则对患者的治疗和预后大有好处，但可惜往往由于前驱期症状不明显，一则易被患者本人和医师所忽视，再者常易被其他并发症症状所掩盖和混淆，而使诊断困难和延误。

（二）典型期的临床表现

如前驱期得不到及时治疗，则病情继续发展，由于严重的失水引起血浆高渗和血容量减少,患者主要表现为严重的脱水和神经系统症状和体征,我们观察的全部患者都有明显的脱水表现,患者的唇舌干裂、眼窝塌陷、皮肤失去弹性,由于血容量不足,大部分患者有血压下降、心跳加速,少数患者呈休克状态,有的由于严重脱水而无尿,神经系统方面则表现为不同程度的意识障碍,从意识模糊、嗜睡直至昏迷,可以有一过性偏瘫、病理反射和癫痫样发作。出现神经系统症状常是促使患者前来就诊的原因,因此常误诊为一般的脑血管意外而导致误诊、误治,后果严重。和DKA不一样,HNDC没有典型的酸中毒呼吸,如患者出现中枢性过度换气现象时,则应考虑是否合并有败血症和脑血管意外。

三、实验室及其他检查

(1)血常规:由于脱水血液浓缩,血红蛋白含量增高,白细胞计数多>10×10^9/L。

(2)血糖极高>33.3 mmol/L(多数>44.4 mmol/L)。

(3)血电解质改变不明显。

(4)尿糖强阳性,尿酮体阴性或弱阳性。

(5)血浆渗透压增高血浆渗透压可按下面公式计算:

$$血浆渗透压(mmol/L)=2(Na^++K^+)+\frac{血糖\ mg/dL}{18}+\frac{BUN mg/dL}{2.8}$$

正常范围280~310 mmol/L,NKHDC多>340 mmol/L。

其他血肌酐和尿素氮多增高,原因可由于肾脏本身因素,但大部分患者是由于高度脱水肾前因素所致,因而血肌酐和尿素氮一般随急性期补液治疗后而下降,如仍不下降或特别高者预后不良。

四、诊断

HNDC的死亡率极高,能否及时诊断直接关系到患者的治疗和预后。从上述HNDC的临床表现看,对本症的诊断并不困难,关键是所有的临床医生要提高对本症的警惕和认识,特别是对中、老年患者有以下临床症状者,无论有无糖尿病历史,均提示有HNDC的可能,应立即作实验室检查:①进行性意识障碍和明显脱水表现者。②中枢神经系统症状和体征,如癫痫样抽搐和病理反射征阳性者。③合并感染、心肌梗死、手术等应激情况下出现多尿者。④大量摄入糖或应用激素、苯妥英钠、普萘洛尔等可致血糖增高的药物时出现多尿和意识改变者。⑤水入量不足、失水、用利尿药、脱水治疗与透析治疗等。

实验室检查和诊断指标:对上述可疑HNDC者应立即取血查血糖、血电解质(钠、钾、氯)、尿素氮和肌酐、CO_2CP,有条件做血酮和血气分析,查尿糖和酮体,做心电图。HNDC 实验室诊断指标:①血糖>33.3 mmol/L。②有效血浆渗透压>320 mmol/L,有效血浆渗透压指不计算血尿素氮提供的渗透压。③尿糖强阳性,尿酮体阴性或弱阳性。

五、鉴别诊断

首先,需与非糖尿病脑血管意外患者相鉴别,这种患者血糖多不高,或有轻度应激性血糖增高,但不可能>33.3 mmol/L。需与其他原因的糖尿病性昏迷相鉴别。

六、危重指标

所有的 HNDC 患者均为危重患者,但有下列表现者大多预后不良。①昏迷持续 48 小时尚未恢复者。②高血浆渗透压于 48 小时内未能纠正者。③昏迷伴癫痫样抽搐和病理反射征阳性者。④血肌酐和尿素氮增高而持续不降低者。⑤患者合并有革兰氏阴性细菌性感染者。

七、治疗

尽快补液以恢复血容量,纠正脱水及高渗状态,降低血糖,纠正代谢紊乱,积极查询并清除诱因,治疗各种并发症,降低病死率。

(一)补液

迅速补液、扩充血容量、纠正血浆高渗状态,是本症治疗中的关键。

1.补液的种类和浓度

具体用法可按以下 3 种情况:①有低血容量休克者,应先静脉滴注等渗盐水,以较快地提高血容量,升高血压,但因其含钠高,有时可造成血钠及血浆渗透压进一步升高而加重昏迷,故应在血容量恢复,血压回升至正常且稳定而血浆渗透压仍高时,改用低张液(4.5 g/L 氯化钠或 6 g/L 氯化钠)。②血压正常,血钠>150 mmol/L,应首先静脉滴注 4.5～6 g/L 氯化钠溶液,使血浆渗透压迅速下降。因其含钠量低,输入后可有 1/3 进入细胞内,大量使用易发生溶血或导致继发性脑水肿及低血容量休克危险,故当血浆渗透压降至 330 mmol/L 以下,血钠在 140 ～ 150 mmol/L 时,应改输等渗氯化钠溶液。若血糖降至13.8～16.5 mmol/时,改用 50 g/L 葡萄糖液或葡萄糖盐水。③休克患者或收缩压持续>10.6 kPa 者,除补等渗液外,应间断输血浆或全血。

2.补液量估计

补液总量可按体重的 10% 估算。

3.补液速度

一般按先快后慢的原则,开始的 4 小时补总量的 1/3,1.5～2 L,开始的 8、12 小时补总量的 1/2 加尿量,其余在 24～48 小时补足。但在估计输液量及速度时,应根据病情随时调整仔细观察并记录尿量,血压和脉率,应注意监测中心静脉压和心电图等。

4.鼻饲管内补给部分液体

可减少静脉补液量,减轻心肺负荷,对部分无胃肠道症状患者可试用,但不能以此代替输液,以防失去抢救良机。

(二)胰岛素治疗

本症患者一般对胰岛素较敏感,有的患者尚能分泌一定量的胰岛素,故患者对胰岛素的需要量比酮症酸中毒者少。目前多采用小剂量静脉滴注,一般 5～6 U/h 与补液同时进行,大多数患者在 4～8 小时后血糖降至 14 mmol/L 左右时,改用 50 g/L 葡萄糖液或葡萄糖盐水静脉注射,病情稳定后改为皮下注射胰岛素。应 1～2 小时监测血糖 1 次,对胰岛素抵抗者(在治疗 2～4 小时内血糖下降不到 30％者)应加大剂量。

(三)补钾

尿量充分,宜早期补钾。用量根据尿量、血钾值、心电监护灵活掌握。

(四)治疗各种诱因与并发症

1.控制感染

感染是本症最常见的诱因,也是引起患者后期死亡的主要因素,必须积极控制各种感染并发症。强调诊断一经确立,即应选用强有力抗生素。

2.维持重要脏器功能

合并心脏疾病者,如心力衰竭,应控制输液量及速度,避免引起低血钾和高血钾;保持血浆渗透压,血糖下降速度,以免引起脑水肿;加强支持疗法等。

第八章 血液系统重症

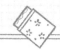

第一节 溶血危象

溶血性贫血的患儿,由于某些诱因加重红细胞破坏,突然出现一系列明显而严重的大量急性溶血发作的表现,如寒战、高热、烦躁不安,较大儿童能诉腰痛、四肢疼痛、腹痛、少尿或尿闭,血红蛋白含量大幅度下降、贫血、黄疸骤然加重,肝脾较前明显大等称为溶血危象。

一、病因

(一)急性感染

急性感染是最常见的原因,由于病原菌毒素对红细胞的直接作用,以及感染时脾脏反应性增加,加强了对循环血液中红细胞的清除,使短时间内大量红细胞在脾脏内破坏。感染时白细胞大量被激活,吞噬入侵的微生物,产生大量具有细胞毒性的氧自由基,这种氧自由基,一方面能杀死入侵的微生物,另一方面也杀死组织细胞,而引起血管内溶血。

(二)蚕豆与药物

在红细胞 G-6-PD 缺陷患儿中,除急性感染可诱发急性溶血外,蚕豆与有氧化作用的药物亦可诱发,前者称蚕豆病,后者称药物性溶血性贫血,G-6-PD 缺陷是发病的内在因素,感染、蚕豆与药物是外在因素,内外因素必须相互作用始能发病。

二、临床表现

(一)症状

起病急骤,患儿突然贫血加重、面色苍白、全身乏力、心悸、气短,随后黄疸深,同时伴寒战、发热、烦躁不安。较大儿童能诉四肢、腰背、腹部及肝脾区疼痛,脾脏明显增大,肝不大或轻度大,急性血管内溶血者出现棕红色或酱油色尿,持续7~14天会自然缓解,急性肾衰竭及休克等危重表现,在小儿不多见。溶血危象可反复发作,特别是在新生儿或婴儿。

(二)实验室检查

血红蛋白急剧下降或原有贫血突然加重。外周血中出现幼稚红细胞,可见豪-周(Howell-Jolly)小体、卡波(Cabot)环、嗜碱性红细胞、多染性或点采红细胞,白细胞数可显著增高,血小板正常。网织红细胞增加更为显著,可达60%。血清间接胆红素突然或较前明显增高。血管内溶血者,尿液可呈棕红色或酱油色,尿隐血试验和Rous试验阳性。骨髓红细胞系增生极度活跃,中、晚幼红细胞显著增高,粒红比例倒置。溶血性疾病有关的实验室检查以确定原发病的诊断。

三、治疗

(一)输血

输血量一般每次10 mL/kg,但对自身免疫性溶血性贫血所致的溶血危象,输血应采取慎重态度,必要时可输入红细胞悬液或洗涤红细胞5 mL/(kg·d)。G-6-PD缺陷的患儿,供血者宜先作G-6-PD筛选检查,并应尽量避免采用亲属血,以免输入G-6-PD缺陷者的血液,导致再次溶血。

(二)肾上腺皮质激素

有减轻溶血和抑制抗体产生的作用,除治疗自身免疫性溶血而发生的溶血危象外,对疾病本身的治疗亦是首选药物。发病急而症状严重的可给予氢化可的松10 mg/(kg·d),一般患儿可用泼尼松,剂量为2~2.5 mg/(kg·d),大剂量泼尼松于出现治疗反应后逐渐减量,于3~4周停药。

(三)其他

肾上腺皮质激素连用3周无效者,应减量并逐渐停药改用其他疗法,如脾切除术或免疫抑制剂如硫唑嘌呤1.25~2.5 mg/(kg·d)、达那唑15~20 mg/(kg·d)等,对G-6-PD缺陷者的应用目前尚有争论,大多认为对控制溶血无明显效果。输液、补碱、纠酸,补钾应特别慎重,以防止高血钾症。去除诱因,南蚕豆或药物引起者,需及时停食蚕豆或停药。伴感染者应用抗生素。

第二节 暴发性紫癜

暴发性紫癜(purpura fulminans,PF)又名坏疽性紫癜、坏死性紫癜、出血性紫癜,是儿科危重症,病死率目前仍高达 40％以上,主要为广泛血管内血栓形成,临床表现酷似 DIC。

一、临床表现

为突然迅速进展的对称性皮肤紫癜,累及全身皮肤,以下肢密集,与其他暴发性皮肤损伤不同的是皮疹可在几小时内由瘀点迅速增大融合为直径为数厘米的瘀斑,基底肿胀坚硬与周围组织分界清楚,颜色由鲜红渐变为暗紫色,坏死后成为黑色焦痂,浆液坏死区发生水疱或血疱,可融合成大疱,发疹的肢体可出现明显肿胀疼痛,主要死亡原因为器官功能衰竭、DIC、肾出血。本病病因不明,可发生于以下 3 种情况:急性感染引起的急性感染性 PF,遗传性或获得性蛋白 C 缺陷或其他凝血障碍所致的凝血障碍性 PF,以及原因不明的特发性 PF。

二、治疗

目前治疗主张置重症监护室进行综合治疗,包括抗生素、类固醇激素、液体复苏、儿茶酚胺等的治疗,以及低血钙、低血糖的防治,至于抗凝血酶、蛋白 C、组织纤溶酶原活性因子、血管扩张药的治疗尚有争议。

(一)抗感染治疗

PF 的主要病因为细菌感染,以脑膜炎球菌败血症最为常见,肺炎球菌、A 组溶血性链球菌、流感嗜血杆菌、肺炎克雷伯杆菌、金黄色葡萄球菌也可引起,有学者主张在无病原学证据之前,对有感染征象且伴有皮肤瘀斑的患儿,首选第三代头孢菌素或联合使用能覆盖上述主要病原菌的抗生素治疗早期 PF,一旦病原菌明确后再重新调整抗生素。研究报道,早期有效使用抗生素可以使 PF 总体死亡率从 70％降至 40％。值得注意的是,水痘-带状疱疹病毒、EB 病毒等病毒感染也可并发 PF,对于病毒感染患儿,早期抗病毒治疗有助于疾病康复。

(二)蛋白 C 或活化蛋白 C 替代治疗

蛋白 C 是一种具有抗凝活性的维生素 K 依赖蛋白酶,近来发现蛋白 C 基因突变,导致血浆蛋白 C 缺陷或其活性下降,易于发生微血管内血栓形成,与严重感染合并 PF 密切相关,是患者发生 PF 的根本原因,因此,提出在抗感染和抗休克的同时,使用外源性蛋白 C 或活化蛋白 C(APC)替代治疗,有助于凝血失衡纠正,可以减轻 PF 的组织损伤。

(三)抗凝血酶Ⅲ(AT-Ⅲ)

PF 时 AT-Ⅲ减少,予 AT-Ⅲ替代治疗,可促其恢复正常,改善 DIC,且可促进脑膜炎球菌 PF 血浆蛋白 C 水平升高。另有研究发现所有脑膜炎球菌合并 PF 患者 AT 水平明显降低,给予 AT 替代治疗获得了较好疗效,并且发现 AT 替代治疗时最小负荷剂量为 150 IU/kg,每日维持剂量分别为 150 IU/kg,安全有效。

(四)重组组织纤溶酶原活性因子(rt-PA)

PF 时,纤溶酶原活性抑制因子浓度增加,纤维蛋白沉积,血管内血栓形成,多器官功能衰竭,rt-PA 有助于溶解血栓、改善外周灌注,半衰期为 5 分钟,剂量为每小时 0.25~0.5 mg/kg,重复使用,对脑膜炎球菌 PF 治疗有助。

(五)肝素

对处于高凝状态的患儿,肝素与 AT-Ⅲ结合抑制血栓形成,减轻皮肤坏死,早期可持续滴注肝素 100~200 U/(kg·d)或低分子肝素 75 U/(kg·d),同时输注新鲜冷冻血浆和 AT-Ⅲ,使用时须注意肝素耐受、停药后反复、血小板减少和出血等现象。但也有学者认为其并无肯定疗效。

(六)外科治疗

部分 PF 患儿经内科抢救存活后,虽然生命体征基本稳定,但约 90% 患儿全层皮肤软组织坏死,有时可深达肌肉、骨骼,愈后残留瘢痕,需要外科进一步处理,包括筋膜切开术、截肢术、皮肤移植术。外科治疗分为二期:一期清创、植皮、截肢,二期松解肌肉挛缩、治疗残肢溃疡,及时外科清创、截肢对降低病死率起关键作用。PF 时肢体肿胀,可引起筋膜腔综合征,并发横纹肌溶解使器官功能恶化,故所有患者都要监测筋膜腔压力,当筋膜腔压力>4.0 kPa(30 mmHg)时,立即实行筋膜腔切开术。尽早实施筋膜切开术,可以减轻软组织坏死的深度,减少截肢。此外,对有遗传性蛋白 C 基因突变的患儿,在手术、外伤、感染时可及时给予蛋白 C 制剂,以预防 PF 的发生。

总之,目前 PF 的治疗是包括原发疾病在内的一系列综合治疗,其中支持治疗、有效的血液成分(包括新鲜冷冻血浆及凝血因子)、抗感染仍是主要的治疗手段,蛋白 C、AT-Ⅲ缺陷时给予蛋白 C、AT-Ⅲ替代治疗。鉴于血栓和出血这一矛盾,抗凝剂的使用仍有争议,且剂量必须个体化。容量负荷过重时可考虑采用血浆去除术,难治病例可试用甲泼尼龙冲击或免疫抑制剂环磷酰胺治疗。随着继发感染的控制、支持治疗及其他治疗方法的应用,原发性 PF 病死率明显降低;感染合并 PF 者,液体复苏、抗生素及血管活性药应用非常重要,纠正酸碱失衡、电解质紊乱,早期给氧、机械通气有助于疾病康复。

第三节　弥散性血管内凝血

弥散性血管内凝血(DIC)是一种继发于多种疾病的出血综合征。在一些致病因素的作用下,血液中的凝血机制被激活,启动凝血过程,在毛细血管和小动脉、小静脉内大量的纤维蛋白沉积,血小板凝集,从而产生广泛的微血栓。由于凝血过程加速,大量的凝血因子和血小板被消耗,纤维蛋白溶解系统被激活,产生继发性纤溶亢进,临床上表现为广泛性出血倾向、微循环障碍、栓塞表现及溶血等。

一、诊断

(一)病史

常有原发病的病史,诱发 DIC 的常见原发病有以下几方面。

1.各种感染

如细菌、病毒及疟原虫等。

2.组织损伤

如外科大手术、严重外伤、挤压伤、严重烧伤等。

3.免疫性疾病

如溶血性输血反应、流脑等所致的 PF 等。

4.某些新生儿疾病

如新生儿寒冷损伤综合征、新生儿窒息、新生儿溶血、新生儿呼吸窘迫综合征等。

5.其他

如巨大血管瘤、急性出血性坏死性小肠炎等。

(二)临床表现

有原发病的症状和体征,且有下述表现。

1.出血

皮肤黏膜出血,注射部位或手术野渗血不止,消化道、泌尿道、呼吸道出血。

2.休克

一过性或持续性血压下降,不能用原发病解释的微循环衰竭。婴幼儿常为精神萎靡、面色青灰、黏膜青紫、肢端冰冷、尿少等。

3.栓塞

表现为各脏器(如肾、肺、脑、肝等)功能障碍,出现如血尿、少尿、无尿或肾衰竭、发绀、呼吸困难、昏迷、抽搐、黄疸、腹水等。

4.溶血

表现为高热、黄疸、腰背痛及血红蛋白尿。

(三)辅助检查

由于凝血及纤溶系统均受累,有多种出、凝血方面检查的异常,主要诊断指标有以下几项。

1.血小板计数

血小板数量低于正常或进行性下降。

2.凝血酶原时间和白陶土部分凝血活酶时间

凝血酶原时间(PT)延长 3 秒以上或白陶土部分凝血活酶时间(KPTT)延长 10 秒以上。

3.纤维蛋白原

<1.6 g/L(肝病 DIC 时<1 g/L),或进行性下降。

4.血浆鱼精蛋白副凝试验(3P 试验)

阳性或 FDP>20 mg/L(肝病 DIC 时,FDP>60 mg/L)。

5.血片中破碎红细胞

数值可>20%。

(四)诊断标准

存在易引起 DIC 的基础疾病,有出血、栓塞、休克、溶血表现,或对抗凝治疗有效,则要考虑 DIC 的可能性。实验室检查中的主要指标如有 3 项或 3 项以上异常即可确诊。如异常者少于 3 项,则做进一步检查帮助确诊。DIC 低凝期及纤溶亢进期用上述指标确定,而高凝期因持续时间很短,临床不易发现,如在高

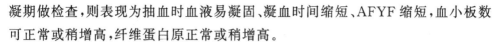

凝期做检查,则表现为抽血时血液易凝固、凝血时间缩短、AFYF 缩短,血小板数可正常或稍增高,纤维蛋白原正常或稍增高。

中华血液学会全国血栓与止血学术会议制订的诊断标准如下。

1.临床表现

(1)存在易引起 DIC 的基础疾病。

(2)有下列 2 项以上表现:①多发性出血倾向;②不易用原发病解释的微循环衰竭或休克;③多发性微血管栓塞的症状和体征,如皮肤、皮下、黏膜栓塞坏死及早期出现的肾、肺、脑等脏器功能不全;④抗凝治疗有效。

2.实验室检查

(1)主要诊断指标同时有下列 3 项以上异常:①血小板计数$<100\times10^9$/L或呈进行性下降(肝病、白血病患者要求血小板数$<50\times10^9$/L),或有下述 2 项以上血浆血小板活化产物升高:β 血小板球蛋白(β-TG)、血小板第四因子(PF$_4$)、血栓素 B$_2$(TXB$_2$)、颗粒膜蛋白(GMP)140。②血浆纤维蛋白原含量<1.5 g/L或进行性下降或超过 4 g/L(白血病及其他恶性肿瘤<1.8 g/L,肝病<1.0 g/L)。③3P 试验阳性或血浆 FDP>20 mg/L(肝病时 FDP>60 mg/L),或 D-二聚体水平升高或阳性。④凝血酶原时间缩短或延长 3 秒以上,或呈动态变化(肝病者延长 5 秒以上)。⑤纤溶酶原含量及活性降低。⑥AT-Ⅲ含量及活性降低。⑦血浆因子Ⅷ:C 活性低于 50%(肝病患者为必备项目)。

(2)疑难病例应有下列一项以上异常。①因子Ⅷ:C 降低,vWF:Ag 升高,Ⅷ:C/vWF 比值降低。②血浆凝血酶-抗凝血酶试验(TAT)浓度升高或凝血酶原碎片 1+2(F$_{1+2}$)水平升高。③血浆纤溶酶与纤溶酶抑制复合物(PIC)浓度升高。④血(尿)中纤维蛋白肽 A(FPA)水平增高。

二、鉴别诊断

与其他类似的微血管性溶血性贫血,如血栓性血小板减少性紫癜和溶血尿毒综合征鉴别。

三、治疗

(一)一般治疗

治疗引起 DIC 的原发病。

(二)特异性治疗

1.肝素

(1)一般在 DIC 的早期使用,应用肝素的指征有以下几方面。①处于高凝状态者;②有明显栓塞表现者;③消耗性凝血期表现为凝血因子、血小板、纤维蛋白原进行性下降,出血逐渐加重,血压下降或休克者;④准备补充凝血因子如输血或血浆,或应用纤溶抑制药物而未能确定促凝物质是否仍在发挥作用者。

(2)以下情况应禁用或慎用肝素:①颅内出血或脊髓内出血、肺结核空洞出血、溃疡出血;②有血管损伤或新鲜创面者;③DIC 晚期以继发性纤溶为主者;④原有重度出血性疾病,如血友病等;⑤有严重肝脏疾病者。

(3)用法与剂量:肝素 60～125 U/kg,每 4～6 小时 1 次,静脉注射或静脉滴注,用药前后监测试管法凝血时间(CT),如果 CT 延长 2 倍以上,则应减量或停用,肝素过量者用等量鱼精蛋白中和。

2.抗血小板聚集药物

常用于轻型 DIC、疑似 DIC 而未肯定诊断者或高凝状态者,常用药物有以下所述。

(1)阿司匹林:10～20 mg/(kg·d),分 2～3 次口服。用到血小板数恢复正常数天后才停药。

(2)双嘧达莫(潘生丁):5 mg/(kg·d),分 2～3 次口服,疗程同阿司匹林。

3.抗凝血因子

(1)AT-Ⅲ:常用于 DIC 的早期,补充减少 AT-Ⅲ量,其有抗凝血酶及抑制活化的 X 因子的作用,能保证肝素的疗效。常用剂量为首剂 80～100 U/kg,1 小时内滴完,以后剂量减半,12 小时 1 次,连用 5 天。

(2)蛋白 C 浓缩剂:对感染等所致的内毒素引起的 DIC,应用蛋白 C 浓缩物可以提高肝素的疗效。

4.其他抗凝制剂

脉酸脂、MD-850、刺参酸性黏多糖、重组凝血酶调节蛋白、水蛭素等均有抗凝血作用,可用于 DIC 早期即高凝期。

5.血液成分输注

有活动性 DIC 时,可补充洗涤红细胞、浓缩血小板、清蛋白等。如果 DIC 过程已停止,或者肝素化后仍持续出血,应该补充凝血因子,可输注新鲜血浆、凝血酶原复合物。

6.抗纤溶药物

在 DIC 早期,为高凝状态时禁用抗纤溶药物,当病情发展到以纤溶为主时,可在肝素化的基础上慎用抗纤溶药,如 EACA、PAMBA等。

(三)对症治疗

(1)改善微循环:①低分子右旋糖酐;②血管活性药物如东莨菪碱、多巴胺等。

(2)纠正酸中毒及水、电解质的平衡紊乱。

四、疗效评价

(一)预后评估

DIC 的预后与原发病表现、DIC 治疗早晚等因素相关。

(二)痊愈标准

1.痊愈

(1)出血、休克、脏器功能不全等 DIC 表现消失。

(2)低血压、瘀斑等体征消失。

(3)血小板计数、纤维蛋白原含量以及其他实验室指标全部恢复正常。

2.显效

以上 3 项指标中,有 2 项符合要求者。

3.无效

经过治疗,DIC 症状和实验室指标无好转,或病情恶化死亡者。

第九章 重症感染

第一节 败 血 症

败血症是病原菌(包括致病菌和条件致病菌)侵入血液循环,持续存在和生长繁殖,产生大量毒素,并诱生多种炎症介质,引起的感染性全身炎症反应综合征(systemic inflammatory response syndrome,SIRS)。若病原微生物进入血液循环后迅速被人体免疫功能所清除,未引起明显的毒血症表现称为菌血症。若病原菌与机体防御系统之间失去平衡,则菌血症可发展为败血症。败血症和菌血症统称为血流感染(bloodstream infections,BSI)。败血症是严重的血流感染,在菌血症基础上出现毒血症即为败血症。当败血症患者存在原发性或继发性化脓性病灶则称为脓毒败血症。

1991 年美国胸科医师学会(ACCP)和危重症监护医学学会(SCCM)在芝加哥举行的会议上首次提出 SIRS 的概念,并对脓毒症的内涵重新进行了定义。SIRS 有下列 2 项或 2 项以上表现:① 体温>38 ℃ 或 < 36 ℃。② 心率>90 次/分。③呼吸急促,呼吸频率>20 次/分;或通气过度,$PaCO_2$<4.27 kPa(32 mmHg)。④白细胞计数>$12×10^9$/L 或<$4×10^9$/L;或白细胞总数虽正常,但中性杆状核粒细胞(未成熟中性粒细胞)>10%等。SIRS 实质上相当于毒血症,引起 SIRS 的原因除病原微生物感染之外,还有机械性创伤、大面积烧伤、急性胰腺炎、恶性肿瘤等多种非感染因素。败血症和脓毒败血症实质上包含于脓毒症范畴。脓毒症的现代定义泛指任何病原体,包括细菌、真菌、病毒、寄生虫等感染引起的 SIRS。现已有倾向以 SIRS 取代毒血症,以脓毒症取代败血症,或以血流感染取代败血症的称谓。在尚未统一确定名称之前,暂按传统写为败血症。

败血症过程中大量炎症介质激活与释放,引起寒战、发热、呼吸急促、心动过速、皮疹、瘀点、出血、淋巴结肿大、肝脾大和白细胞数增高等临床表现。败血症导致组织灌流不足或器官功能障碍,引起感染性休克,或出现1个以上器官功能衰竭者称为严重败血症。严重败血症可以发生急性呼吸窘迫综合征(ARDS)、DIC、MODS甚至MOF等严重并发症。

引起败血症的病原微生物通常是细菌、真菌或分枝杆菌等,支原体、衣原体、病毒等感染也可有败血症过程。在某些传染病病程中也可有败血症期或败血症型,但不包括在败血症之内,因已习惯用其病名,如鼠疫、炭疽、伤寒、副伤寒、流行性脑脊髓膜炎、钩端螺旋体病等。

一、病原学

(一)常见病原菌种类

1.革兰氏阳性球菌

主要是葡萄球菌、肠球菌和链球菌。最常见的是金黄色葡萄球菌(简称金葡菌),尤其是耐甲氧西林金葡菌(methicillin resistant staphylococcus aureus,MRSA)、耐万古霉素金葡菌(vancomycin resistant staphylococcus aureus,VRSA)等。凝固酶阴性葡萄球菌(coagulase negative staphylococcus,CNS)包括表皮葡萄球菌、腐生葡萄球菌、人葡萄球菌、溶血葡萄球菌等十余种,其中耐甲氧西林表皮葡萄球菌(methicillin resistant staphylococcus epidermidis,MRSE)感染占败血症总数的10%~15%。肺炎链球菌可引起免疫缺陷及老年人败血症,B组溶血性链球菌可引起婴幼儿败血症。近年来,耐青霉素的肺炎链球菌(penicillin resistant streptococcus pneumoniae,PRSP)、肠球菌属(如粪肠球菌、屎肠球菌等)细菌败血症的报道呈逐年增高趋势。

2.革兰氏阴性杆菌

常见的是肠杆菌科细菌,埃希菌属,如大肠埃希菌败血症约占革兰氏阴性菌败血症的50%;肠杆菌属,如阴沟肠杆菌、产气肠杆菌等;克雷伯菌属,如肺炎克雷伯菌、产酸克雷伯菌等;流感嗜血杆菌;变形杆菌属、摩根菌属、普罗威登斯菌属、柠檬酸杆菌属也可引起菌血症。非发酵革兰氏阴性菌(NFGNB),如假单胞菌属,铜绿假单胞菌、洋葱假单胞菌、腐败假单胞菌等;不动杆菌属,如鲍曼不动杆菌等;嗜麦芽窄食单胞菌、洋葱伯克霍尔德菌、产碱杆菌属等。NFGNB是需氧或兼性厌氧细菌,具有不发酵葡萄糖、无动力、生长要求低、毒力各异等特点。近年来,产染色体编码的AmpC β-内酰胺酶(头孢菌素 AmpC 酶)的革兰氏阴性杆菌,产超广谱β-内酰胺酶(ESBL)或同时产 ESBL 和 AmpC 的超广谱β-内酰胺酶酶(SSBL)肺炎克雷伯菌,多重耐药(multidrug resistant,MDR)或泛耐药(pan-drug resistant,PDR)或极端耐药(extremely drug resistance,XDR)的铜绿假单胞菌、产气杆菌、阴沟肠杆菌、溶血/鲍曼不动杆菌等所致败血症有增多趋势,也有嗜麦芽窄食单胞菌、气单胞菌、腊状芽胞杆菌败血症病例报道。此外携带blaNDM-1 基因、产金属 β-内酰胺酶-1 的细菌,即产碳青霉烯酶-新德里金属 β-内酰胺酶-1(New Delhi metallo-beta lactamase 1,NDM-1)的"超级细菌"也可引起败血症。目前发现产 NDM-1 的肠杆菌科细菌主要是大肠埃希菌、肺炎克雷伯菌及阴沟肠杆菌等的某些菌株,所引起的败血症治疗困难。

3.厌氧菌

所致败血症占细菌败血症的 5%～7%。主要有脆弱类杆菌、梭状芽孢杆菌属、厌氧性消化链球菌、梭状芽孢杆菌属、产气荚膜杆菌等。多为医院获得性感染,常见于老年患者、外科手术后、疲劳或免疫抑制患者。

4.真菌

以白色假丝酵母所致为主,热带假丝酵母、光滑假丝酵母、毛霉菌等也可引起败血症。肝脏、肾脏等器官移植术后,以及恶性肿瘤患者可发生曲菌或马尔尼菲青霉败血症。

5.其他细菌

单核细胞增多性李斯特菌、聚团肠杆菌、沙雷菌等致病力低的细菌所致败血症也有报道。炭疽杆菌、红斑丹毒丝菌等也可引起败血症。在 AIDS 或长期使用免疫抑制剂者,偶可发生分枝杆菌或无毒白喉棒状杆菌菌血症。

6.复数菌感染

近年来,需氧菌与厌氧菌、革兰氏阴性菌与革兰氏阳性菌,以及细菌与真菌等多种病原菌混合感染病例逐渐增加。在排除污染的条件下,同一血标本或 3 天内从同一患者不同血标本培养分离出 2 种或 2 种以上病原菌称为复数菌感染(multiplicity of infection,MOI)或复数菌败血症(polymicrobial bacteremia,PMB)。MOI 多见于 ICU 及长期应用广谱抗生素或免疫抑制剂患者。MOI 的细菌种类因不同年龄、性别、感染病灶、原发疾病及免疫功能状态等有所差异。

(二)常见病原菌的特点

1.多为条件致病菌

条件致病菌是生命力强而致病力弱的细菌。其传染性不强,且不易引起流行。引起败血症的细菌多为条件致病菌,其中最常见的是金葡菌、大肠埃希菌、克雷伯菌和铜绿假单胞菌等。

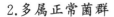

2.多属正常菌群

正常菌群是指存在于人体皮肤、黏膜,并与人呈共生状态的细菌。一般情况下正常菌群对人体无损害,还可能对抗外来细菌的定植。引起败血症的细菌多来自人体皮肤或呼吸道、胃肠道、泌尿生殖道黏膜的正常菌群。

3.多对外环境抵抗力强

多数细菌对营养要求不高,对外界环境抵抗力较强,如铜绿假单胞菌在潮湿处能长期生存;不动杆菌在干燥滤纸上可存活6天。长期存活的细菌在广泛使用抗菌药物的压力下,对临床常用抗菌药物的耐药性逐渐增加,耐药菌较多。常见的是MRSA,对3种或3种以上作用机制不同的抗菌药物同时耐药的多重耐药铜绿假单胞菌(MDR-PA)、极端耐药鲍曼不动杆菌(XDR-AB)等。

4.菌群可发生失调

正常菌群可由于多种因素影响受到抑制而减少,出现菌群失调,某种细菌过度生长可形成优势菌而致病,容易发生复数菌感染、多部位感染或二重感染。

二、发病机制与病理

(一)发病机制

病原菌经多种途径进入血液循环后是否引起败血症,取决于人体的免疫功能和细菌种类、数量及其毒力等多种因素。

1.人体因素

健康者病原菌即使入侵血流后,常表现为短暂菌血症,细菌可被防御、杀菌系统迅速消灭。防御功能缺陷或降低是发生败血症的高危因素,如老年患者黏附于呼吸道、消化道、泌尿生殖道等处的黏膜上皮细胞的定植菌,可因屏障功能不足而进入血液循环发生败血症。皮肤外伤、针刺、搔抓、蚊虫叮咬、动物咬伤等导致皮肤组织屏障结构破坏是革兰氏阳性细菌败血症的主要诱因。恶性肿瘤等突破局部屏障或局部化脓性病灶的细菌可通过肉芽创面进入血液循环发生败血症。各种原因引起的中性粒细胞缺乏,尤其是中性粒细胞$<0.5\times10^9/L$时败血症的发生率显著增高,常见于急性白血病、骨髓移植后等患者。细胞毒药物、放射治疗、广谱抗菌药物、肾上腺皮质激素的广泛应用,可导致全身免疫防御功能破坏或菌群失调而诱发败血症。肝脏移植、肾脏移植及重要器官大手术、气管插管、气管切开、静脉导管、内镜检查、插管造影等均可破坏机械防御屏障,有利于病原菌入侵。在严重外伤、大面积烧伤、糖尿病、结缔组织病、肝硬化、尿毒症、慢性阻塞性肺疾病等基础上发生败血症也十分常见。如同时存在2种或2种以上

诱因,则发生败血症的危险性明显增加。

静脉置管、内引流装置或安装起搏器等所引起的葡萄球菌败血症在医院感染败血症中占十分常见,留置导管3天以上即可发生静脉炎,进而诱发导管相关性败血症(catheter-related bacteriemia,CRB)。留置静脉导管可诱发革兰氏阴性菌败血症,留置导尿管常诱发大肠埃希菌、铜绿假单胞菌、肺炎克雷伯菌败血症。

2.病原菌因素

(1)外毒素:细菌的外毒素有多种,化学成分多为蛋白质,一般在活菌体内合成后再分泌至菌体外,对机体靶细胞产生毒性作用。外毒素主要由金葡菌、链球菌等革兰氏阳性菌产生,痢疾志贺菌、肠产毒型大肠埃希菌(enterotoxigenic,E.coli,ETEC)、铜绿假单胞菌等少数革兰氏阴性细菌也可产生。金葡菌可产生释放多种酶和外毒素,金葡菌中毒性休克综合征毒素1(Toxic shock syndrome toxin 1,TSST1)、肠毒素(A、B、C、D、E、F,以A型多见)、α-溶血素、杀白细胞素(PVL)、剥脱性毒素、红疹毒素等,A群链球菌致热外毒素(streptococcal pyrogenic exotoxins,SPE)、铜绿假单胞菌外毒素A、磷脂酶C、蛋白酶等,均可诱生多种炎症因子而参与败血症的发生与发展。其中,TSST1和SPE等外毒素可充当超抗原,可以不需要经典的抗原处理和呈递过程,就能在与经典抗原结合位点不同的部位和单核-巨噬细胞等抗原呈递细胞的II类主要组织相容性复合物(MHCII)及T细胞受体(TCR)不同的部位高亲和性结合,导致单核-巨噬细胞活化、T细胞多发性激活,大量释放白细胞介素-1(IL-1)、肿瘤坏死因子(TNF-α、TNF-β)、干扰素(IFN-γ)、IL-6、IL-8等炎性细胞因子,引起剧烈的全身炎症反应。

(2)内毒素:主要由革兰氏阴性杆菌、螺旋体、立克次体等所产生。内毒素的主要活性成分是脂多糖(lipopolysaccharide,LPS),是激发机体免疫反应的主要物质,在细菌死亡崩解后从菌体细胞壁释放入血液,形成内毒素血症。LPS首先在血液中与LPS结合蛋白形成复合物,然后转运至单核-巨噬细胞表面与CD14等受体结合,通过髓样分化蛋白(myeloid differentiation protein,MyD88)依赖性途径和非依赖性途径,在一系列衔接分子和激酶转导下,将刺激信号从细胞膜转导入细胞内,使核因子-κB(nuclear factor-κB,NF-κB)等转录因子激活并向核内易位,与细胞因子基因结合,并启动mRNA转录,最终引起效应细胞合成TNF-α、IL-1、IL-8、IL-12、IFN等大量炎性细胞因子和炎症介质,TNF-α、IL-1又可进一步引起血栓素、白三烯、血小板活性因子等释放,进一步放大炎症反应,刺激中性粒细胞、血管内皮细胞,以及补体、激肽、凝血、纤溶、交感-肾上腺髓质系统,出现发热、微循环障碍、低血压、心肌损伤、酸中毒、全身组织器官出血坏死,甚至 DIC 或 MODS 等表现。

肺炎球菌致病主要依赖其荚膜抗吞噬作用,也可能与其产生的溶血素和神经氨酸酶有关。肺炎克雷伯菌等也有荚膜,有拮抗吞噬和体液中杀菌物质的作用。

(二)病理改变

病理变化随致病菌种类、病情严重程度及原发感染部位等的不同而呈多样性。病原菌毒素可引起全身组织和细胞变性,出现水肿、脂肪变性和坏死。毛细血管损伤造成皮肤和黏膜瘀点、瘀斑及皮疹。细菌随血流至全身引起肺、肝、肾、脑、脾、骨及皮下等迁徙性脓肿。可并发心内膜炎、脑膜炎、骨髓炎等。单核-巨噬细胞增生活跃,肝、脾均可肿大。全身免疫功能低下或骨髓抑制者,渗出性反应及细胞浸润减弱,病变以充血、坏死为主。并发 ARDS 时肺泡微萎陷,肺微血栓形成,肺组织淤血、出血、水肿,肺泡透明膜形成。并发 DIC 时肾小球广泛微血栓形成,肾实质坏死。可出现心肌纤维变性、坏死、断裂、间质水肿。脑部改变主要是星形细胞、血管内皮细胞肿胀,脑细胞死亡、脑水肿、颅内压增高甚至脑疝等。可出现肠缺血、胃肠应激性溃疡等。

三、临床表现

(一)败血症共同表现

1.毒血症状

常有寒战,高热,多为弛张热或间歇热型,少数为稽留热、不规则热或双峰热,伴全身不适、头痛、肌肉及关节疼痛、软弱无力,脉搏、呼吸加快。约30％的脓毒症有明显的胃肠道症状,如恶心、呕吐、腹胀、腹痛、腹泻等。严重时可出现中毒性肠麻痹或脱水、酸中毒;也可有定向力障碍或性格改变,甚至烦躁不安、意识不清等中毒性脑病表现。

2.皮肤损害

部分出现多种皮肤损害,以瘀点最常见,多分布于躯干、四肢、口腔黏膜及眼结膜等处,数量较少。也可为荨麻疹、猩红热样皮疹、脓疱疹、烫伤样皮疹、瘀斑等,瘀斑可触合成片,多见于金葡菌和 A 群链球菌脓毒症。铜绿假单胞菌败血症可出现中心坏死性皮疹。

3.关节病变

多见于革兰氏阳性球菌和产碱杆菌败血症,主要表现为膝关节等大关节红肿、疼痛、活动受限,少数有关节腔积液或积脓。

4.原发感染灶

原发感染灶即原发局部炎症,是病原菌首先侵入处的局部炎症,表现为红、肿、热、痛或相应症状。常见的原发病灶为毛囊炎、痈或脓肿等,皮肤烧伤,压疮,呼吸道、泌尿道、胆管、消化道、生殖系统感染,以及开放性创伤感染等。部分病例可无明确的原发感染性病灶,未发现明确感染灶时也可认为血流感染就是原发感染。原发感染部位可对病原菌进行初步判断。

5.迁徙性病灶

迁徙性病灶即迁徙性炎症又称转移性炎症病灶,是败血症病程中细菌随血流播散引起的继发性感染。多见于病程较长的革兰氏阳性球菌败血症和厌氧菌败血症。自第 2 周起,可不断出现转移性脓肿。常见转移性病灶有皮下脓肿、肺脓肿、肝脓肿、骨髓炎、化脓性关节炎及心包炎等。少数可发生急性或亚急性感染性心内膜炎或转移性心肌脓肿。也有产 ESBL 大肠埃希菌败血症并发脑膜炎、骨髓炎的报道。

6.其他症状

肝、脾常仅为轻度肿大,并发中毒性肝炎或肝脓肿时肝脏可显著肿大,伴压痛、叩击痛,也可有黄疸等肝功能损害表现。重症患者可有伴 ARDS、中毒性心肌炎、心力衰竭、昏迷、少尿或无尿、感染性休克或 DIC 等相应表现。

(二)常见败血症的特点

1.革兰氏阳性细菌败血症

以金葡菌败血症为代表。病前身体状况常较好,多见于严重痈、急性蜂窝织炎、骨与关节化脓症,以及大面积烧伤时。主要表现为发病急、寒战、高热,呈弛张热或稽留热型;多形性皮疹、脓点常见,也可有脓疱疹;约 1/4 病例伴有大关节红肿、疼痛;迁徙性感染病灶常见于腰部、背部、四肢,肺脓肿或肺部炎症,以及肝脓肿、骨髓炎等;有心脏瓣膜病或其他基础病的老年人和静脉药瘾者易并发感染性心内膜炎;感染性休克较少见。MRSA 败血症多发生于免疫缺陷患者,病情严重。表皮葡萄球菌败血症多为人工瓣膜、人工关节、导管及起搏器安装后的医院内感染,耐药情况严重。肠球菌败血症多为机会性感染,主要见于抵抗力低下、消化道肿瘤、腹腔感染患者,常见入侵途径为泌尿道、生殖道,易并发心内膜炎,对头孢菌素等多种药物耐药。

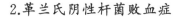

2.革兰氏阴性杆菌败血症

患者病前一般情况常较差,多有严重的糖尿病或肝胆疾病、恶性肿瘤等原发基础疾病或伴有影响免疫功能的药物干预。致病菌常为大肠埃希菌、铜绿假单胞菌、肺炎克雷伯菌等。原发感染灶包括肺部炎症、泌尿道感染、腹膜炎及胆管感染等。感染中毒症状常较明显,可出现心动过速、血管阻力下降、管壁通透性增加而发生感染性休克。休克发生率在20%～60%,且发生早、持续时间长、纠正较困难;临床常以寒战开始,间歇发热,可以高热持续不退,也可体温不升或低于正常。

3.厌氧菌败血症

80%以上由脆弱类杆菌引起,其次为厌氧链球菌、产气荚膜杆菌等。入侵途径以胃肠道及女性生殖道为主,其次为压疮溃疡与坏疽。常表现为发热,体温高于38℃;约30%发生感染性休克或DIC;可出现黄疸、感染性血栓性静脉炎以及胸腔、腹腔、心脏、肺部等处转移性化脓感染;局部分泌物常有特殊腐败臭味;病灶常有气体形成,以产气荚膜杆菌为明显;病情轻重不一,轻者毒血症状甚轻,未经治疗亦可暂时好转,重者可呈暴发性,部分出现溶血贫血或MOF等。

4.真菌败血症

多见于体弱、久病或老年患者,或有严重基础疾病,或导致免疫屏障受损的诊疗操作史。致病真菌以白色假丝酵母及热带假丝酵母等为主。常累及肺部、脾脏、心内膜等。临床表现与革兰氏阴性细菌败血症相似,病情较严重,可有寒战、发热、出汗、肝脾大等。偶可仅为低热,甚至不发热,毒血症可被细菌感染掩盖,有的病例死后才被确诊。病死率可在20%～40%。

(三)特殊类型败血症

1.老年人败血症

机体免疫功能差,局部感染后容易扩散发生败血症。肺部感染后发生败血症者较多,由压疮侵入者较常见。致病菌以大肠埃希菌、肺炎克雷伯菌等革兰氏阴性杆菌,以及厌氧菌、白色假丝酵母为主。可高热或低体温(T<36℃)。病程中易并发感染性心内膜炎。病情严重,预后不良。常因心或肺、脑、肾等重要器官功能障碍而死亡。

2.新生儿败血症

新生儿是指出生后28天以内的婴儿。皮肤、黏膜柔嫩,易受伤感染并扩散;单核细胞和白细胞吞噬功能差,血清免疫球蛋白和补体水平低,易发生败血症。多经母亲产道、吸入羊水、脐带或皮肤感染扩散所致。病原菌以大肠埃希菌、

B组溶血性链球菌为主,也有耐药菌感染病例报道。常表现为食欲减退、呕吐、腹胀、精神萎靡、呼吸困难、黄疸、烦躁、惊厥等。部分有发热,新生儿血-脑屏障功能不健全,易并发中枢神经系统感染。

3.烧伤败血症

大面积烧伤后常发生败血症,早期多为单一细菌感染,晚期常为多种细菌混合感染,也可由真菌所致。多发生于烧伤后2周,也可发于烧伤后36小时,创面肉芽肿形成后败血症发生机会减少。常见致病菌为金葡菌、铜绿假单胞菌、大肠埃希菌或变形杆菌。临床表现较一般败血症为重,可为过高热(>42 ℃)或低体温,多为弛张热,心动过速明显,可发生中毒性心肌炎、中毒性肝炎及感染性休克。常出现麻痹性肠梗阻或意识障碍等。

4.医院感染败血症

占败血症的30%～50%。病原菌常源于交叉感染(从患者、医务人员、陪伴等获得);或医院环境中获得感染;或内源性感染即自身感染(约占1/3),即病原菌来自患者体内的感染病灶或细菌的定植部位。以条件致病菌为主,常为MR-SA、MRCNS等革兰氏阳性球菌,白色假丝酵母等真菌,铜绿假单胞菌、鲍曼不动杆菌、大肠埃希菌、克雷伯菌等革兰氏阴性耐药细菌,肠杆菌科细菌包括"超级细菌"值得重视。多有严重基础疾病,或近期接受过胸腔、心脏、腹部、盆腔等较大手术或介入性检查,或长期应用免疫抑制剂或广谱抗菌药物等。由血管内导管置入引起的导管相关性血流感染(catheter related bloodstream infection,CRBI)是主要的医院内血流感染。临床表现常因基础疾病症状的掩盖而不典型,可发热或低温,白细胞数量增高或正常。病情危重,预后差,包括医院金葡菌血流感染在内均有较高的病死率。

中性粒细胞缺乏时发生败血症很常见,致病菌以耐药葡萄球菌和革兰氏阴性菌为主,原发病灶为肺炎、齿龈炎、肛周炎等,由于炎症反应差,凡是体温超过38 ℃就应做血培养,并及时给予抗菌药物治疗。输液引起的败血症与液体污染和导管留置有关。液体污染以肺炎克雷伯菌和聚团肠杆菌多见,高营养液中白色假丝酵母等真菌易于生长,全血污染多为大肠埃希菌或铜绿假单胞菌等。

5.免疫功能低下的败血症

免疫功能低下的败血症也可称为免疫功能受损患者的败血症。引起免疫功能受损的原因包括遗传性(原发性)免疫缺陷和后天获得性(继发性)免疫功能缺陷(或受损)。原发性免疫缺陷多由遗传相关的先天异常所致,常见于婴幼儿,包括B细胞系统(体液免疫)缺陷、T细胞系统(细胞免疫)缺陷、吞噬系统缺陷和补体系统缺陷等。继发性免疫功能受损多见于恶性肿瘤、严重基础疾病、严重感染、器官移植、长期激素或细胞毒药物及抗菌药物应用、放射性损伤等所致的体液与细胞免疫受损；各种创伤、烧伤、外科手术及各种侵入性诊疗操作引起的皮肤黏膜防御屏障破坏；老年人胸腺退化致外周血 T 细胞数量减少；小儿免疫系统发育不完善等。引起免疫功能低下者败血症的病原菌主要有耐药葡萄球菌（如 MRSA、MRCNS）、肺炎链球菌、肠球菌、流感嗜血杆菌、大肠埃希菌、肺炎克雷伯菌、铜绿假单胞菌、嗜水气单胞菌、阴沟肠杆菌、假丝酵母等。临床表现多不典型，容易误诊。发热常为主要表现，有时是唯一的症状，也可以呈低体温状态，或出现低血压，感染性休克，MODS 或 MOF 表现。如未能早期诊断并及时有效的治疗，预后较差。

四、实验室检查

(一)一般检查

外周血白细胞增高，多为$(10\sim30)\times10^9/L$，中性粒细胞比例增高，可有明显核左移及细胞内中毒颗粒。机体免疫反应差及少数革兰氏阴性菌败血症患者白细胞数可正常或降低，但中性粒细胞数增高。血细胞比容和血红蛋白增高提示体液丢失、血液浓缩。感染病程长或并发出血时可有贫血。并发 DIC 时血小板计数进行性减少。尿中可见蛋白或少量管型。

(二)病原学检查

1.血培养

血培养是诊断败血症最重要的依据，应在抗菌药物应用前、寒战、高热时于不同部位采集血标本，多次送检，每次成人采血量至少 10 mL，婴幼儿每份血一般为 0.5～2 mL，以提高培养阳性率。已经用抗菌药物者宜在培养基中加入硫酸镁、β-内酰胺酶或对氨苯甲酸等，以破坏某些抗菌药物，或采用血块培养法。普通培养为阴性时，应注意厌氧菌培养、真菌培养、结核分枝杆菌培养。疑为 L 型细菌败血症时宜在高渗低琼脂含血清的培养基中培养。

2.骨髓培养

骨髓中细菌较多，受抗菌药物影响相对较小，因而骨髓培养阳性率常高于血培养。每次抽取骨髓至少 2 mL 送培养可代替血培养，或血培养同时加骨髓培养，阳性率更高。

3.体液培养

脓液、胸腔积液、腹水、脑脊液培养，瘀点挤液涂片或培养，均有检出病原菌的机会。静脉导管尖部等标本培养也有助于诊断菌血症。

分离病原菌后应做药物敏感试验以指导选用抗菌药物。必要时测定最低抑菌浓度(MIC)、最低杀菌浓度(MBC)和血清杀菌试验有重要参考意义。

对于生长缓慢的细菌或真菌可进行抗原抗体检测。采用气相色谱法、离子色谱法等技术在1小时内测定标本中病原菌代谢产物,有助于厌氧菌定性诊断。血清真菌细胞壁成分(1,3)-β-D-葡聚糖(glucan,G)检测(G试验)有助于真菌败血症的诊断。血液半乳甘露聚糖(galactomannan,GM)含量检测有助于诊断曲霉菌败血症。免疫酶标组化可快速鉴定产氧荚膜杆菌。基因芯片根据病原菌16SrRNA保守区设计探针可高通量快速检测标本中的微生物。PCR检测细菌DNA对外伤或烧伤后败血症的病原诊断有参考意义。

(三)炎症相关指标

测定血浆TNF-α、C反应蛋白(CRP)、降钙素原(procalcitonin,PCT)等的水平有助于判断炎症应答强度。IL-10及血浆可的松浓度可反映机体代偿性抗感染状态。小肠脂肪酸结合蛋白(intestinal fatty acid binding protein,iFABP)可特异性反映肠黏膜的损伤。

(四)其他检查

鲎试验(limulus lysate test,LLT)阳性可提示血清中存在内毒素,有助于诊断革兰氏阴性杆菌败血症。病程中如出现心、肝、肾等器官损害或发生感染性休克,应进行相关检查。血气分析有助于判断酸碱平衡紊乱及缺氧状况等。DIC早期血液呈高凝状态,后期凝血因子显著减少,出血时间、凝血时间、凝血酶原时间、凝血活酶时间均延长,纤维蛋白原减少,纤维蛋白原降解(FDP)增多,血浆鱼精蛋白副凝固试验(3P试验)阳性。纤维蛋白降解产物 D-二聚体是判断继发性纤溶亢进的重要指标。骨髓炎或化脓性关节炎可在发病2周后X线检查中发现相应病变。可酌情进行超声、计算机断层扫描(CT)、磁共振成像(MRI)、超声心动图及心电图等检查。

五、并发症

败血症可并发急性肾衰竭、ARDS、中毒性心肌炎、中毒性脑病、肝脏损害、肠麻痹等。革兰氏阳性细菌败血症可并发皮下等多处转移性脓肿,以及化脓性脑膜炎、心包炎、心内膜炎等,也有MRSA败血症并发肺动脉假动脉瘤的病例报道。革兰氏阴性杆菌败血症常并发感染性休克、DIC、MODS或MOF等。

六、诊断与鉴别诊断

(一)临床依据

SIRS 伴高热持续不退,急性高热伴白细胞及中性粒细胞明显增高、不限于某一系统感染时,均应考虑败血症的可能性。新近出现的皮肤、黏膜感染或创伤,或有挤压疮、疖、痈历史,局部症状加重伴高热、寒战及全身中毒症状者;或尿路、胆管、呼吸道或生殖系统感染,经有效抗菌药物治疗不能控制者;或急性高热持续,而化脓性关节炎、骨髓炎、软组织脓肿、皮肤脓点疑为迁徙性感染病灶者;或有严重基础疾病、静脉或动脉放置器械或导管而出现发热(>38 ℃)或低体温(<36 ℃),低血压[收缩压<12.0 kPa(90 mmHg)]或少尿(<20 mL/h),原有疾病或其他原因不能解释者,均应疑诊为败血症。

(二)实验室依据

2 次血培养或骨髓培养阳性,并为同一细菌即可确诊为败血症。采用 PCR 或基因芯片等分子生物学,或其他方法检测出病原菌的特异性标志物也可作为诊断的参考。革兰氏阳性细菌败血症患者,外周血白细胞总数和中性粒细胞增高;炎症反应差及革兰氏阴性细菌败血症患者,白细胞总数可以正常甚至减少,但中性粒细胞比例相对上升。

(三)鉴别诊断

败血症临床表现较为复杂,演变规律可以不典型,应注意与下列疾病相鉴别。

1.成人斯蒂尔病

变态反应性疾病,主要表现为发热、皮疹、关节痛、咽痛、淋巴结及肝脾大,白细胞和中性粒细胞增高,极易与败血症相混淆。与败血症不同之处为:①高热,病程可达数周或数月,但无明显的毒血症状,并且可有明显的缓解期。②可有皮疹、关节等受损表现,皮疹短暂并可以反复出现。③多次血培养及骨髓培养均无细菌生长。④抗菌药物正规治疗无效。⑤肾上腺皮质激素或非甾体抗炎药物如吲哚美辛(消炎痛)可使症状缓解。

2.伤寒

某些革兰氏阴性杆菌败血症表现为发热、脾大、白细胞数不高等,与伤寒相似。但伤寒多无寒战,常有相对缓脉、反应迟钝、表情淡漠、嗜酸性粒细胞减少等。确诊有待于病原菌培养与分离鉴定。

3.粟粒型结核病

败血症伴明显呼吸道症状时,应与粟粒型结核相鉴别。粟粒型结核病常有结核病史或结核病家族史,毒血症状不重,高热不规则、盗汗、潮热、咳嗽等。胸片可见肺部均匀分布的粟粒状病灶,但早期常为阴性,重复胸部 X 线检查可获阳性结果。

4.病毒感染

某些革兰氏阴性细菌败血症与病毒感染表现相似,但一般病毒感染多为自限性,白细胞和中性粒细胞正常或偏低,淋巴细胞比例相对升高,血培养阴性。

5.血液系统恶性疾病

白血病、淋巴瘤(如大 B 细胞淋巴瘤)等血液系统恶性疾病在临床表现上可以相似或与败血症同时存在,需要通过骨髓涂片、骨髓活检,以及细菌培养、淋巴结或其他组织活检等进行鉴别。

6.其他

还应与风湿病、系统性红斑狼疮(SLE)及其他发热性疾病相鉴别。感染性休克早期应与低血容量性休克、过敏性休克、心源性休克、神经源性休克、创伤性休克等相鉴别。

七、治疗

(一)病原治疗

1.病原治疗原则

应个体化治疗,重视药代动力学和药效学,注意防治抗菌药物的不良反应,确保用药安全有效。根据药物敏感试验选择抗菌药物。在未获得病原学资料前可行经验性抗菌治疗;并且常采用降阶梯治疗,即针对初期传统升级疗法因遗漏主要致病菌或致病菌已耐药导致治疗失败而提出的一种经验治疗方法。

经验性治疗是根据患者年龄、原发疾病性质、免疫状态、可能的入侵途径等推测病原菌种类,结合当地病原菌耐药流行状况,针对性选用抗菌药物治疗。原发感染在肺部多为肺炎链球菌或流感杆菌等所致,可选用青霉素、半合成青霉素或第一代头孢菌素等;原发感染在膈肌以下多为革兰氏阴性细菌所致,可选用第三代头孢菌素等 β-内酰胺类(或联合氨基苷类)抗菌药物;免疫低下或存在严重基础疾病的败血症多为革兰氏阴性细菌所致,可采用第三代头孢菌素或广谱碳青霉烯类抗生素治疗等。

败血症常采用降阶梯治疗,尤其是对于细菌学未明的严重败血症经验性应用疗效好的抗菌药物,即在治疗初期使用广谱强效抗生素,迅速控制感染,用药48～72小时后,患者临床症状改善,或在获得致病菌后根据药物敏感试验调整治疗方案,或改用窄谱抗菌药物。降阶梯治疗的核心是发挥碳青霉烯类、糖肽类等抗菌活性强和(或)抗菌谱广的优势。缺点是易致二重感染、菌群失调,引发铜绿假单胞菌耐药,诱导耐碳青霉烯类菌株。为了避免上述缺点,选用碳青霉烯类应定位在重症患者,且用药果断,停药及时。

败血症也常采用抗菌药物联合治疗。联合用药是希望获得"相加"或"协同"作用,增强抗菌治疗的效果。但也可导致菌群失调而增加治疗困难。尤其是广谱高效的抗菌药物联合,引起菌群失调更为常见。败血症早期或病原菌未明前一般采用2种抗菌药物联合应用,病情好转后单用敏感的抗菌药物(尤其是与酶抑制剂联合的药物)可以达到有效治疗时,避免不必要的联合应用。

2.常见败血症病原治疗

(1)革兰氏阳性球败血症:社区获得革兰氏阳性菌败血症多为不产青霉素酶的金葡菌或A组溶血性链球菌所致,可选用普通青霉素或半合成青霉素如苯唑西林等,或第一代头孢菌素如头孢噻吩或头孢唑林。B组溶血性链球菌败血症宜选用第一代头孢菌素,或与氨基糖苷类抗菌药物联合。医院感染葡萄球菌败血症90%以上为MRSA所致,多数凝固酶阴性葡萄球菌呈多重耐药性,因此葡萄球菌败血症可选用多肽类抗菌药物如万古霉素或去甲万古霉素,或替考拉林,或噁唑烷酮类药物如利萘唑胺,或与利福霉素类抗菌药物如利福平联合应用。屎肠球菌脓毒症可用半合成青霉素类如氨苄西林联合氨基糖苷类或万古霉素;或半合成青霉素类与链阳菌素如奎奴普丁-达福普汀联合应用,但链阳菌素对粪肠球菌无效。

(2)革兰氏阴性细菌败血症:多数革兰氏阴性菌耐药性突出,常采用联合治疗,如β-内酰胺类联合氨基糖苷类抗菌药物,或β-内酰胺类联合氨基糖苷类与利福平,或亚胺培南联合喹诺酮与氨基糖苷类等。参考方案:①大肠埃希菌、克雷伯菌、肠杆菌败血症可用第三代头孢菌素类如头孢噻肟、头孢曲松或第四代头孢菌素如头孢吡肟等。②铜绿假单胞菌败血症可用第三代头孢菌素类如头孢哌酮或头孢他啶,或亚胺培南-西司他丁或美罗培南或比阿培南,或氟喹诺酮类药物如环丙沙星等。③不动杆菌败血症可选用氨基糖苷类如阿米卡星联合第三代头孢菌素类,或酶抑制剂如氨苄西林-舒巴坦联合妥布霉素,或头孢哌酮-舒巴坦,或多肽类药物如多黏菌素。产金属β-内酰胺酶-1(NDM-1)细菌败血症可用米诺环素衍生物如替加环素,或多黏菌素,或磷霉素类联合氨基糖苷类如异帕米星或阿贝卡星等。

（3）厌氧菌败血症：可用化学合成类药物，如替硝唑或奥硝唑等。半合成头孢霉素类头孢西丁、头孢替坦，或亚胺培南-西司他丁，或β-内酰胺酶类和β-内酰胺酶抑制剂等，对常见脆弱杆菌属均敏感。因需氧菌常与兼性厌氧菌混合感染，故应同时对需氧菌进行有效抗菌治疗。

（4）真菌败血症：可选用三唑类如氟康唑（FCZ）、伊曲康唑（ICZ）、伏立康唑，或多烯类如两性霉素B，或棘白菌素类如卡泊芬净、米卡芬净等。两性霉素B抗真菌作用强大，但毒性反应较大，必要时可用两性霉脂质体。

3.剂量与疗程

败血症用抗菌药物的剂量（按体重或体表面积计算）可达治疗量的高限，一般是静脉用药。疗程为2周左右，如有原发或转移性感染病灶者适当延长，常用至体温正常及感染症状、体征消失后5～10天。合并感染性心内膜炎者疗程为4～6周。

（二）一般治疗与对症处理

患者卧床休息。加强营养支持，补充多种维生素。注意口腔卫生，预防假丝酵母口腔炎。严重者定时翻身，以防继发性肺炎与压疮。高热时物理降温。维持机体内环境的平衡与稳定，包括维持水、电解质、酸碱、能量和氮平衡。维护心、脑、肾、肺等重要器官的功能。

（三）去除感染病灶

积极控制或去除原发与转移性感染病灶，包括胸腔、腹腔或心包腔等脓液的引流，清创，组织结构矫正等，胆管或泌尿道梗阻者及时手术治疗。对导管相关性败血症，应及早去除或更换感染性导管等。这些对于及时有效控制败血症非常必要。

（四）其他治疗

积极防治急性肾衰竭、ARDS、中毒性心肌炎、感染性休克等并发症。严重败血症酌情输入新鲜血浆、全血或清蛋白等。医院感染败血症应积极治疗原发基础病，器官移植后或免疫抑制者败血症应酌情减量或停用免疫抑制剂。针对炎症反应机制治疗，对于清除或抑制毒素与炎症介质，控制全身炎症反应可能有一定效果。如抗内毒素治疗、抗感染炎症介质治疗、静脉注射免疫球蛋白（IVIG）中和某些细菌毒素、血液净化、全内脏复苏治疗（TSR）改善胃肠道血液灌注等，疗效均有待进一步研究评价。

八、预防

尽可能避免外伤,创伤者及时消毒处理。积极治疗局部感染。避免挤压疖、疮、痈等皮肤感染。减少血管内装置和监护装置使用时间和频率,静脉插管及时更换,注意长期留置导管的操作和保护。合理应用广谱抗菌药物、肾上腺糖皮质激素和免疫抑制剂,并密切观察口腔、消化道、呼吸道及泌尿道等处有无真菌感染。对粒细胞缺乏、免疫缺陷患者严格消毒,必要时可预防性服用抗菌药物。隔离治疗耐药菌感染者。掌握创伤性诊治适应证。严格无菌操作,接触患者前后洗手,使用一次性医疗用品等。加强围生期保健工作,产前进行阴道分泌物检查,如培养发现 B 组溶血性链球菌生长应及时治疗,以免新生儿受感染,对于预防败血症有重要意义。

第二节　肾综合征出血热

肾综合征出血热(HFRS)原称流行性出血热(EHF),是由肾综合征出血热病毒引起的一种自然疫源性传染病。临床上以急性起病、发热、低血压休克、出血及肾损害为主要特征。

一、诊断依据

(一)流行病学资料

鼠是本病主要传染源。本病发生有一定地区性和季节性。一年四季均可发病,但有 2 个流行高峰,野鼠型主要发生于每年 10 月到次年 1 月,家鼠型发病季节主要在 4～6 月。患者来自疫区或有在潜伏期内进入疫区病史,与鼠类等宿主动物(如猫、狗、猪等)或其污染物有直接或间接接触史(如被鼠咬伤、食用过被鼠排泄物污染的食物等)。

(二)临床表现

潜伏期 4～6 天,以 7～14 天为多见。典型病例常具备三大主要症状(即发热、出血、肾损害)及五期经过(即发热期、低血压休克期、少尿期、多尿期和恢复期)。非典型和轻型病例可以出现跃期现象(越过低血压休克期和少尿期),而重型患者则可出现发热期、休克期和少尿期之间相互重叠。

1.发热期

多为急起发热,体温常波动于 39～40 ℃,可伴有畏寒或寒战,热程 3～13 天,一般为 4～6 天。伴有头痛、腰痛及眼眶痛("三痛")。多数患者可出现恶心、呕吐、腹痛及腹泻等胃肠道症状。可有毛细血管损害的表现:①颜面、颈部及上胸部皮肤充血潮红("三红")如酒醉貌。咽部、软腭及球结膜也可见充血。②皮肤出血点,多见于腋下、胸背部位,多呈搔抓样、条索状或簇集状分布。软腭部可见针尖样出血点。③眼睑及球结膜水肿,严重者可出现面部水肿("三肿征")。病后 1～2 天即可出现肾脏损害。早期表现以蛋白尿为主,发热末期部分患者有少尿倾向。

2.低血压休克期

多发生于病程 4～6 天。多数患者发热末期或热退同时出现血压下降,少数热退后发生。主要表现为心慌烦躁、面色苍白、四肢厥冷、脉搏细弱、血压下降、脉压缩小及尿量减少等休克症状。同时发热期症状如"三痛"及消化道症状加重,出血、外渗征更明显。此期一般为 1～3 天。

3.少尿期

低血压期之后,少尿期接踵而至,或与低血压期重叠,亦有从发热期直接进入少尿期者,也可有发热、休克、少尿三期重叠。本期常发生于第 5～8 天。24 小时尿量少于 1 000 mL 者为少尿倾向,少于 400 mL 者为少尿,少于 50 mL 者为无尿。此期可有尿毒症、高血容量综合征、酸中毒、水与电解质紊乱等一系列症状和体征。消化道症状及出血、渗出现象加重,常有顽固性呃逆、呕吐、腹痛、皮肤瘀斑,并可有便血、呕血、咯血等,颜面及全身可出现水肿,可有胸腔积液、腹水形成。可出现血压增高,心音亢进。本期易出现各种严重并发症,如腔道出血以消化道出血最常见,脑水肿和脑出血引起抽搐、昏迷,心力衰竭及肺水肿表现为呼吸困难,咯粉红色泡沫痰,呼吸窘迫综合征与继发细菌感染等。

4.多尿期

多数患者少尿期过后进入此期,亦有从发热期或低血压期直接进入此期者[无低血压和(或)少尿期]。此期多发生于病程第 9～14 天,持续时间一般为 1～2 周。少尿期末尿量渐增多,每日尿量达 3 000 mL 以上即为多尿期。通常随尿量增多,患者其他症状随之日见好转。此期主要的并发症是水、电解质紊乱及继发感染。

5.恢复期

尿量逐渐恢复到每日 2 000 mL 左右,食欲增加,临床症状逐渐消失,体力渐恢复,各种实验室检查指标逐渐恢复正常。此期一般持续 1～3 月。

(三)实验室检查

1.血常规

白细胞计数早期可正常,患病后 3～4 天见白细胞总数增高,多有(10～20)$\times 10^9$/L,重症患者可高达50$\times 10^9$/L,少数呈类白血病反应。淋巴细胞计数增高并可见异形淋巴细胞。血小板数减少并可见异形血小板。红细胞及血红蛋白含量于发热末期及低血压期由于血液浓缩可见明显升高。

2.尿常规

蛋白尿于病程第 2 天即可出现,随病情加重而增加,少尿期达高峰。亦可有血尿及管型尿。部分患者尿中可见膜状物。

3.血液生化检查

血尿素氮及肌酐多在低血压休克期开始增加,少尿期及多尿早期达高峰,以后渐下降。低血压休克期及少尿期二氧化碳结合力下降最明显。血清钾、钠、钙、氯等随病期不同可有增高或降低。

4.凝血功能检查

血小板计数减少,凝血酶原时间延长,部分患者可有 DIC 存在的证据。

5.免疫学检查

血清特异性 IgM 抗体阳性或 IgG 抗体效价于恢复期较发病早期有 4 倍以上升高即有确诊价值。另外,从早期患者血清及尿沉渣中检出该病毒抗原或聚酶链反应检出血清中该病毒 RNA 均可确定诊断。

二、诊断要点

(1)居住疫区或 2 月内有疫区旅居史,流行季节有与鼠类及其污染物直接或间接接触史。

(2)临床上急性起病,有发热中毒症状,有毛细血管损害表现(充血、出血及外渗征)及肾损害证据。典型病例有五期经过(发热期、低血压休克期、少尿期、多尿期及恢复期)。

(3)外周血白细胞总数升高,可见异形淋巴细胞,血小板计数减少,突然出现大量蛋白尿及尿中膜状物均有助于诊断。血清学检查特异性 IgM 抗体阳性或 IgG 抗体滴度恢复期较早期有 4 倍以上增高即可确定诊断。

三、治疗

治疗原则:早诊断、早休息、早治疗和就近治疗;并针对各期病理生理改变对休克、肾衰竭和出血进行预防性综合性治疗。

(一)发热期

1.一般及对症治疗

卧床休息,给高热量、高维生素及易消化的饮食,高热者以物理降温为主,忌用强烈发汗退热药。中毒症状严重者可选用肾上腺皮质激素(如氢化可的松100～200 mg 加入葡萄糖液中静脉滴注)。呕吐可给予甲氧氯普胺 10 mg 肌内注射或维生素 B_6 50～100 mg 静脉滴注。对精神紧张、烦躁者可用地西泮 10 mg 肌内注射。

2.液体疗法

补充足够的液体和电解质。一般每日补液量为前一天出量加 1 000～1 500 mL 为宜,以口服为主,不足者可静脉输入。输液以平衡盐液为主,注意补充电解质(如钾),发热后期根据患者情况必要时适量补充 5％碳酸氢钠等。

3.出血的防治

可选用酚磺乙胺、卡巴克洛及维生素 K_1、维生素 C 等药。

4.抗病毒治疗

常用利巴韦林,成人 1 000 mg 溶于葡萄糖液中静脉滴注,每天 1 次,连用3～5 天。也可应用肾综合征出血热恢复期患者血清或特异性高价免疫球蛋白、干扰素等。

(二)低血压休克期

1.扩充血容量

以早期、快速、适量为原则,争取 4 小时内使血压稳定。常用液体有平衡盐、低分子右旋糖酐、碳酸氢钠、甘露醇、清蛋白、血浆等。晶胶比例以 3：1 为宜。通常先用平衡盐或 10％低分子右旋糖酐 200～300 mL 快速静脉滴注或静脉推注,使收缩压维持在 13.3 kPa(100 mmHg)左右,以后根据血压、脉压、外周循环和组织灌注情况及血红蛋白含量等,选用适当液体,调整输液速度和用量。扩容量要适宜,一般每天补液不超过 3 000 mL。

2.纠正酸中毒

常用 5％碳酸氢钠,可根据二氧化碳结合力的测定结果酌量给予补充,或按每次 5 mL/kg 给予,每天总量不超过 800 mL。亦可选用 11.2％的乳酸钠。

3.血管活性药

经补液、纠正酸中毒后,血红蛋白恢复正常,但血压仍不稳定者,可根据休克

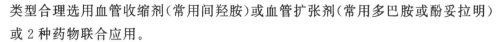

类型合理选用血管收缩剂(常用间羟胺)或血管扩张剂(常用多巴胺或酚妥拉明)或 2 种药物联合应用。

4.其他

包括:①如有心功能不全者,应及时应用强心剂;②吸氧;③应用肾上腺皮质激素,如氢化可的松或地塞米松。

(三)少尿期

本期主要矛盾是肾功能不全及其各种并发症。治疗原则是"稳、促、导、透"。即稳定机体内环境、促进利尿、导泻和透析治疗。

1.稳定内环境

给予高热量、低蛋白易消化的食物。补液量应限制为前一天出量(尿、便及呕吐量)+500~700 mL,以高渗葡萄糖液为主,限制钠盐。注意维持酸碱及电解质平稳、稳定血压及血浆渗透压。

2.促进利尿

常用呋塞米,从小量开始如每次 20 mg~40 mg,如利尿效果不明显可逐步加大剂量至每次 100~200 mg,静脉推注,2~6 小时可重复一次,每天可连用2~6 次。强效利尿剂还可用依他尼酸钠每次 25~50 mg 或布美他尼 1~2 mg 加入葡萄糖中,静脉注射。亦可联合应用血管扩张剂如酚妥拉明 10~20 mg 或山莨菪碱 10~20 mg 加入葡萄糖液中静脉滴注。

3.导泻疗法

常用甘露醇粉 25~50 g 或 20%甘露醇 125 mL 口服,每天 1~2 次。亦可应用硫酸镁口服或大黄30 g 泡水后冲服。肠出血者不宜应用。

4.透析疗法

有助于排出血中尿素氮和过多水分,纠正电解质和酸碱平衡失调,缓解尿毒症。有明显氮质血症、高血钾或高血容量综合征患者,均可采用血液透析或腹膜透析。

5.治疗并发症

(1)出血的治疗:应针对出血原因选用药物治疗。凝血因子消耗所致者补充凝血因子或血小板;DIC 纤溶亢进期则应用六氨基己酸或氨甲苯酸;肝素类物质增加所致者宜选用鱼精蛋白;尿毒症所致出血则需透析治疗。消化道出血除上述治疗外,应按消化道溃疡病出血的治疗方法,应用西咪替丁及局部应用止血药如凝血酶、云南白药等。

(2)心力衰竭、肺水肿:应停止或控制输液,应用毛花苷 C 强心、地西泮镇静及扩血管药(如酚妥拉明)和利尿药。若无尿或少尿且存在高血容量者,紧急情况下可采用放血疗法。

(3)如合并 ARDS,应严格控制补液量,选用大剂量肾上腺皮质激素(如地塞米松)静脉注射,进行高频通气或应用呼吸机进行人工终末正压呼吸等。

(4)继发感染时选用对肾脏无毒性或低毒性的抗生素。

(四)多尿期

主要是维持水和电解质平衡,防治继发感染。补充足量液体和电解质,一般补液量按排出量的 75％ 计为宜,应尽量口服补液,因过多的静脉补液易使多尿期延长。

(五)恢复期

加强营养,按病情轻重休息 1～3 个月或更长时间,体力活动宜逐步增加。

参考文献

[1] 徐鹤.心内科急危重症救治手册[M].郑州:河南科学技术出版社,2019.

[2] 王一镗,刘中民.心肺脑复苏[M].上海:上海科学技术出版社,2020.

[3] 李志刚.急危重症诊断与处理[M].长春:吉林科学技术出版社,2019.

[4] 汪东亮.急诊急救与急诊创伤处置精要[M].南昌:江西科学技术出版社,2020.

[5] 马冬纹.临床急危重症学研究[M].长春:吉林科学技术出版社,2019.

[6] 汤旭惠.急诊科诊疗实践与处置方法[M].北京:科学技术文献出版社,2020.

[7] 邢效如.急危重症临床诊断与治疗[M].天津:天津科学技术出版社,2019.

[8] 杨秀娟.实用临床急危重症诊治[M].长沙:湖南科学技术出版社,2020.

[9] 李永宁.常见急危重症诊断与治疗[M].北京:中国纺织出版社,2019.

[10] 陈明.外科危重症急救与监护技术[M].北京:科学技术文献出版社,2019.

[11] 梁品.外科急危重症[M].北京:中国协和医科大学出版社,2018.

[12] 王南.急危重症疾病诊疗与临床进展[M].天津:天津科学技术出版社,2020.

[13] 曲海.新编急危重症疾病临床诊治[M].北京:科学技术文献出版社,2019.

[14] 管向东.重症医学[M].北京:中华医学电子音像出版社,2020.

[15] 陈秀红.新编急危重症救治[M].哈尔滨:黑龙江科学技术出版社,2020.

[16] 彭德飞.临床危重症诊疗与护理[M].青岛:中国海洋大学出版社,2020.

[17] 徐小彭.急危重症救治与临床监护[M].长春:吉林科学技术出版社,2019.

[18] 周淑芬.临床急危重症救治学[M].长春:吉林大学出版社,2020.

[19] 杨光霞.急危重症救治操作实践[M].长春:吉林科学技术出版社,2019.

[20] 席修明.重症医学科诊疗常规[M].北京:中国医药科技出版社,2020.

[21] 李亚娜.急危重症临床诊疗学[M].天津:天津科学技术出版社,2019.

[22] 朱红林.临床急危重症救治精要[M].开封:河南大学出版社,2020.

［23］万健.现代急危重症诊断与治疗［M］.北京：科学技术文献出版社，2019.

［24］周波.现代临床重症医学［M］.北京：中国大百科全书出版社，2020.

［25］李霞.急危重症基础与临床思维［M］.天津：天津科学技术出版社，2019.

［26］戴景斌.内科急症与重症［M］.北京：科学技术文献出版社，2018.

［27］牛芳.现代急危重症治疗学［M］.天津：天津科学技术出版社，2019.

［28］梁名吉.呼吸内科急危重症［M］.北京：中国协和医科大学出版社，2018.

［29］王印华.现代急危重症监护与治疗［M］.长春：吉林科学技术出版社，2019.

［30］刘亚林，常志刚.外科重症医学［M］.北京：人民卫生出版社，2020.

［31］王海燕.现代急危重症救护精要［M］.天津：天津科学技术出版社，2019.

［32］任宏生.实用临床急危重症监测治疗学［M］.西安：西安交通大学出版社，2018.

［33］李伟.重症医学科诊疗实践［M］.长春：吉林科学技术出版社，2019.

［34］高洪峰，田志亮，刘敏.心脑血管病与危重症治疗学［M］.南昌：江西科学技术出版社，2018.

［35］姜铁超.危重症诊断与救治学［M］.长春：吉林大学出版社，2019.

［36］张夏静，马瑛，胡利华，等.多器官床边即时超声评估流程在重症监护室中的应用［J］.实用医学杂志，2021，37（15）：2035-2038.

［37］徐若欣，黄坚.分子标志物在急性重症胰腺炎临床应用新进展［J］.中华急诊医学杂志，2021，30（6）：782-784.

［38］赵永生，李欣欣，寇佳琪，等.重症急性胰腺炎患者肠内营养启动成功的独立预测因素［J］.解放军医学院学报，2021，42（6）：615-619.

［39］王俊霞，朱建华，薛阳阳，等.重症急性胰腺炎并存慢重症患者肠内营养不耐受的护理［J］.护理学杂志，2021，36（17）：101-103.

［40］秦运俭，李颖，陈剑琴，等.基于预防重症患者谵妄发生的最佳疼痛控制目标研究［J］.中华危重病急救医学，2021，33（1）：84-88.